積極的に摂取して100歳まで健康で美しく!

奇跡のタンパク質
アポラクトフェリン

慶應義塾大学医学部教授 理学博士／医学博士
井上浩義
Hiroyoshi Inoue

アーク出版

まえがき——新刊出版によせて

ラクトフェリンは哺乳動物の母乳、涙、精液、血液、唾液などに含まれる機能性の糖タンパク質です。このタンパク質は「鉄」と強く結合することが知られています。実際、私たちヒトを含めた哺乳動物の体内では、ラクトフェリンは鉄と結合しています。

この本で解説するのはこのラクトフェリンの効果を最大限に引き出すため、私が持つ特許技術によって、鉄を完全に取り除いたアポラクトフェリンについてです。

このアポラクトフェリンについて、私は『アポラクトフェリンのすべてがわかる本』を2015年4月に上梓しました。お陰様でこの本は、2万人以上の人に読んでいただきました。以来、8年の時が経過し、アポラクトフェリンを使用したサプリメント、化粧品、歯磨きなど、私たちが利用できる製品も増えてきました。

研究成果も進み、新たな効能・効果が明らかになってきました。たとえば、アポラクトフェリンが持つ強い抗酸化作用、抗炎症作用、膜結合作用、免疫強化作用などを通して、①細菌に対する効果、②ウイルスに対する効果、③寄生虫に対する効果、④脂質代謝に対する効果、および⑤傷治癒に対する効果などが明らかになってきました。

２０１９年から世界を震撼させた新型コロナウイルス・COVID-19に対してもin vitro（イン・ビトロ：「試験管内での」という意）研究ですが、新型コロナウイルスのACE2受容体結合を阻害する（新型コロナウイルスがヒトの細胞に感染するのは、ウイルス表面のスパイクタンパクがヒト細胞表面にあるACE2受容体と結合するから）ことが報告されました。

またアポラクトフェリンは新生児の脳を保護し、脳領域間の接続性と神経栄養因子を作り出すことが知られています。この効果は新生児だけでなく、大人にも効果があるのではないかと考えられ、世界中で研究が進んでいます。つまり、アポラクトフェリンは栄養的に脳を支援し、将来的な神経精神疾患を予防する可能性があるのです。

さらには鉄を結合していないアポラクトフェリンならではの効果として、鉄の代わりにマンガン（Mn）やセレン（Se）などの他の金属を結合させる方法が注目されています。これらの金属はそのまま口から摂取すると、特定の臓器に集積して毒性を示してしまいますが、アポラクトフェリンに結合させて摂取させると、安全に全身に分布し、これまでにはない強い抗菌作用や臓器保護作用を示すのです。

本書では、こうしたアポラクトフェリンの基本的な作用に加え、これらの私たちの身体への影響、とくに糖尿病などの生活習慣病、老化現象に対する作用、そして肝斑《かんぱん》（シミ）など皮膚への効果を含めた美容効果についても解説します。

超長寿社会に突入した我が国では健康に対する関心がこれまで以上に高まっています。本書を通じて、私たちの身体が本来有している機能性タンパク質・アポラクトフェリンについて理解を深めていただきたいと願っています。

2023年7月

慶應義塾大学医学部教授　井上　浩義

100歳まで健康で美しく！奇跡のタンパク質　アポラクトフェリン／目次

2章

より進化した「アポラクトフェリン」の登場

3章 「アポラクトフェリン」で健康な身体を手に入れる

4章 美肌と速効ダイエットで20歳若返ろう！

終章　安心して「アポラクトフェリン」を摂るために

カバー装幀◉石田嘉弘
本文DTP◉丸山尚子

1章

母乳に含まれる天然成分「ラクトフェリン」が身体を守る

生まれたての赤ちゃんは、突然、外界の細菌やウイルスにさらされる

アポラクトフェリンについてお話しする前に、まず、その原料となる「ラクトフェリン」について説明しましょう。

ラクトフェリンは、私たち人間をはじめ、多くの哺乳類の分泌物のなかにもともと含まれている天然のタンパク質です。母乳、とくに出産直後の初乳に多く含まれる成分としてご存じの方も多いのではないでしょうか。

誕生したばかりの赤ちゃんは、か弱く、抵抗力をもちません。お母さんの免疫で守られた子宮を出て、突然、外界の細菌やウイルスにさらされるのですから、あっという間に悪い病気に感染しても不思議はないでしょう。

しかし、多くの赤ちゃんはすくすくと育ちます。とくに母乳を飲んでいる赤ちゃんは、めったに風邪をひくこともありません。なぜでしょう。

母乳に含まれるラクトフェリンが赤ちゃんの身体を守ってくれるからです。

母乳は、赤ちゃんにとって唯一の栄養源です。赤ちゃんの生命を育むために必要不可欠な栄養成分が豊富に含まれています。それだけではありません。抵抗力の弱い赤ちゃんの身体を、外部の細菌やウイルスから守るために必要な免疫物質も、複数、含まれているのです。

栄養素としては炭水化物、タンパク質、脂肪、ビタミン類など。免疫物質としては免疫グロブリン、抗菌作用をもつパーオキシダーゼ、リゾチームなど。そして、母乳に含まれるさまざまな有用物質のなかでも、とくに高い機能をもつのがラクトフェリンです。

初乳に大量に含まれる「ラクトフェリン」

ラクトフェリンは、母乳以外にも哺乳類の涙、精液、血液、唾液などの分泌液に高い濃度で含まれますが、初乳にはとくに多く含まれます。初乳中のタンパク質のほぼ70％を占めているのです。

ラクトフェリンが発見されたのは１９３９年のことでした。ヨーロッパの科学者が、牛乳の中に赤い色をしたタンパク質を発見。その「赤いタンパク質」がすぐれた機能をもつことから大きな注目を浴び、世界中の多くの機関で研究が重ねられることとなりました。

日本でも、戦後まもない頃から、母乳で育つ赤ちゃんが、風邪やインフルエンザ、とくに消化器系の感染症にかかりにくいことが経験的に知られていました。そこで「粉ミルクで育つ子と比較して、免疫を早く獲得するためではないか」と考えた研究者たちが、母乳の成分について研究を進めたのです。

じつを言えば、ラクトフェリンは粉ミルクにも含まれていました。粉ミルクは牛乳からつくられるからです。しかし研究の結果、人間の母乳には、牛乳と比べてはるかに高い割合で含まれていることがわかりました（図1参照）。牛乳に含まれるラクト

図1 ラクトフェリンとは

ラクトフェリンは、ミルク中に存在する鉄結合性の糖タンパク質。1分子当たり2個の鉄分子と結合できる。血液中のトランスフェリンの仲間だが免疫学的に区別される。酸性下(pH2)で鉄を遊離し、アポラクトフェリンになる。ミルク以外にも、哺乳類の涙、唾液などにも含まれている。

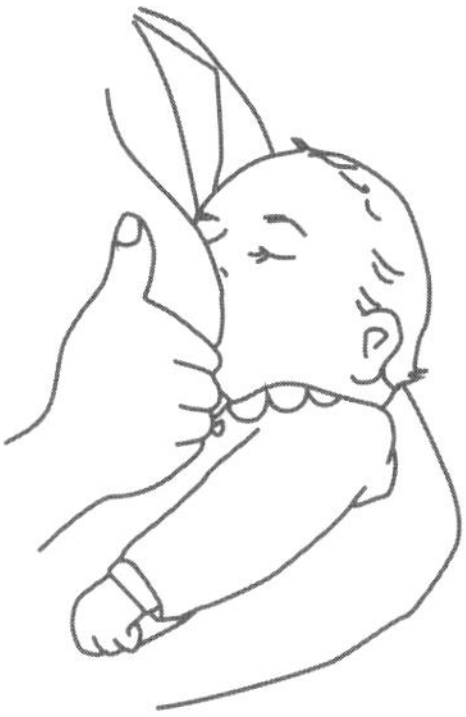

•ラクトフェリンの含有率•

種類	含有率
ヒトの成熟乳	1000㎍/㎖
ヒトの初乳	7000㎍/㎖
牛乳	20-200㎍/㎖

図 2　育児用粉ミルクに入っていて欲しい成分

●認知度が上がったラクトフェリン●

	成分名	期待できる働き
1位	DHA	脳・神経系の発達
2位	ラクトフェリン	抗菌作用・免疫系調節作用
3位	オリゴ糖	ビフィズス菌の増殖

ビーンスターク・スノー調べ：2008年
朝日新聞2010年3月29日夕刊掲載

フェリンが1ミリリットル（mℓ）あたり20〜200マイクログラム（μg）なのに対し、ヒトの成熟乳には1000マイクログラム、初乳ではなんと7000マイクログラムも含まれていたのです。

ラクトフェリンの認知度が上がるにつれ、粉ミルクの利用者から「ラクトフェリンを強化してほしい」という声が高まりました。2008年の調査（ビーンスターク・スノー調べ）によると、「育児用粉ミルクに入っていて欲しい成分」の第1位は、脳・神経系の発達によいとされるオメガ3系不飽和脂肪酸のDHA（ドコサヘキサエン酸）、第2位にラクトフェリンがランクされていました（図2参照）。現在でも世界的に母親たちのラクトフェリンへの関心は高く、アジアを中心にラクトフェリンが育児用粉ミルクに使用されています。

しかし、ラクトフェリンを必要とするのは赤ちゃんだけではありません。成人も同様です。体内で分泌される量はわずかですが、健康を保つうえで欠かせない役割を果たしているからです。実際、近年では大人用粉ミルクが販売されていますが、これにもラクトフェリンが含まれています。

ヒトは体内でラクトフェリンを分泌できない病気にかかると、感染症にかかりやすくなります。また、免疫力が急激に低下したときなど、ラクトフェリンが一時的に増えて身体を守ってくれるのです。たとえば激しい運動をした直後では身体の免疫力が大幅に低下しますが、それが回復するまでの間、血液中のラクトフェリンの濃度が通常の100倍くらいにまで増えるのです。

身体を守るためには好中球（白血球）と呼ばれる免疫物質が必要ですが、身体がこの好中球を作るには30分以上の時間がかかるため、急場の防御としてラクトフェリンが作られるのです。

「鉄と結びつく」のが最大の特徴

ラクトフェリンの最大の特徴は、鉄と結合することです。ラクトフェリン（lactoferrin）」という名前も、「乳」を意味する接頭語のlactoと、「結びつく＝渡す」を意味するferrin（ferry-boat：渡し船）に由来します。

やや専門的になりますが、ラクトフェリンは「トランスフェリン（transferrin）」と総称されるタンパク質の一種です。トランスフェリンの仲間は体内に吸収された鉄と結びついて、鉄を必要とする臓器や組織へと運搬する役割を担っています。

そもそも「鉄」は血液中に多く含まれる重要な成分です。人間の血液が赤いのは、赤血球に鉄が結びついているからです。一方、タコやイカ、エビなどの血液が青いの

図3 ラクトフェリンの構造

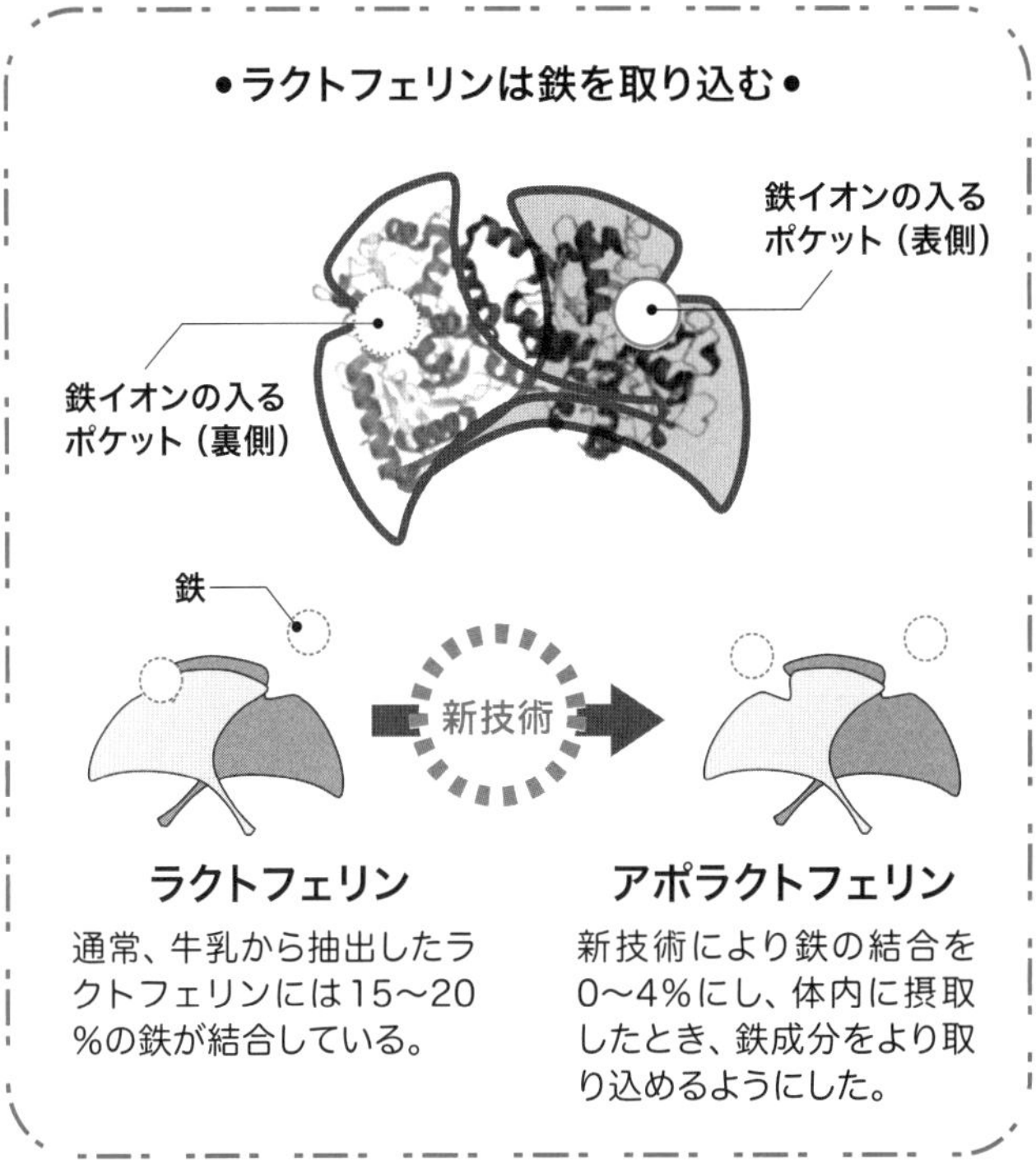
•ラクトフェリンは鉄を取り込む•
鉄イオンの入るポケット（表側）
鉄イオンの入るポケット（裏側）
鉄
新技術
ラクトフェリン
通常、牛乳から抽出したラクトフェリンには15～20%の鉄が結合している。
アポラクトフェリン
新技術により鉄の結合を0～4%にし、体内に摂取したとき、鉄成分をより取り込めるようにした。

イチョウの葉を2枚、重ねたような構造で、そこに鉄のイオンを1つずつ取り込める。後述するアポラクトフェリンはこの鉄分を技術的に取り除いたもの。

は、血液の中に酸素と結びつくと青色になるヘモシアニンという銅が含まれているからです。

鉄は、筋肉や骨をはじめ、さまざまな組織をつくるという大切な役割を担っています。その役割を果たすため、血液中に多く含まれ、体内を巡っているのです。ラクトフェリンが母乳に多く含まれるのも、赤ちゃんが成長するのに鉄が不可欠だからです。

その鉄と結合する力が、天然物質のなかでもっとも強いのがラクトフェリンです。

ラクトフェリンはアミノ酸が約６９０個、鎖状につながっています（前ページ図３参照）。ＮローブとＣローブの二つの部分からできており（ローブ＝lobe：葉の意）、それぞれに一つの鉄結合部位が含まれています。つまり、ラクトフェリン１個につき鉄イオン２個と結合できるのです。このうちＮローブは抗菌効果を強めることで知られ、一方のＣローブは胃腸障害、糖尿病、および角膜創傷の改善等に関係するとされています。

ただし、自然の状態ではラクトフェリンの分子すべてが鉄と結合しているわけではありません。ヒトやウシの場合、鉄が入り込んでいるのは、ポケットの15〜40％程度です。

しかし、この割合を人工的に１００％まで高めたものもあります。すべてのポケットに鉄が入り込んだものです。これは「ホロラクトフェリン」と呼ばれ、貧血を予防するために使われます。

そもそも貧血とは、赤血球に含まれるヘモグロビンが不足する状態を言います。貧血になると、皮膚が蒼白になり、息切れが生じ、疲れやすくなります。

貧血の原因はいくつかありますが、鉄が不足する鉄欠乏性貧血がもっとも一般的です。したがって、貧血を予防するためには鉄を補給しなければならないのですが、口から摂取しても胃酸に負けて酸化鉄になってしまうため、大きな効果が期待できません。おそらく１％も吸収できないでしょう。

しかし、ラクトフェリンと結合した形で摂取すれば、多くの鉄は酸化されないまま腸まで届き、そこで吸収されます。ラクトフェリンが酸から鉄を守るのです。

ラクトフェリンが持つ四つの効能

ラクトフェリンは構造そのもの、そして、鉄とよく結合するという性質から、細胞の増殖と分化の促進を含む、多くの重要な生物学的機能を担っていることが知られています。

よく知られているのは、殺菌・静菌および抗ウイルス作用、免疫調節・抗炎症作用、腸内細菌叢の保護・育成作用、活性酸素消去作用の4点です。それぞれについて、詳しく見ていきましょう。

①殺菌・静菌および抗ウイルス作用

ラクトフェリンは、細菌の細胞膜にとりつき、細胞膜を壊すことによって、菌を直接的に殺すことができます。ラクトフェリンの「殺菌作用」です。

一方、細菌の周囲にある鉄を捕捉し、細菌を鉄欠乏の状態にして、増やさないようにするのが「静菌作用」です。死滅させるのではなく増やさないのです。少し悠長な感じがしますが、多くの細菌類は、鉄がなければ生きられません。鉄を使って酵素が働くことで、はじめて呼吸し、成長し、活動できるのです。鉄を奪われたら簡単に死んでしまうのです。鉄欠乏症の状態にすれば細菌の繁殖を抑えることができるわけです。

私たちの実験では、大腸菌に通常のラクトフェリンを添加すると、約45％が死滅しました。食品由来の成分としては大きな効果です。さらに、同じ量のアポラクトフェリンを添加すると約94％が死滅しました。非常に大きな効果と言えるでしょう。

近年の研究では、家畜に致死的な呼吸器症を起こすマンヘミア・ヘモリチカという細菌にアポラクトフェリンは強い殺菌効果を示しました。しかし、通常のラクトフェリンにはその効果はありません。アポラクトフェリンだけが効果を持つ細菌もあるのです。また別の研究では、肺炎連鎖球菌の遺伝子（DNA）に結合して分解するという報告もあります。

さらにラクトフェリンには、人間の身体を守っているマクロファージの働きを活性化させるという報告もあります。「マクロファージ（貪食細胞《どんしょくさいぼう》）」とは白血球の一種で、体外から侵入してくる異物や細菌類、死んだ細胞、脂肪、色素などを食べて、消化してくれる体内の掃除屋のような存在です。身体が怪我をしたり、炎症を起こしたりすると集まってきて、活発に働き始めます。

マクロファージなどの単核細胞の表面には、ラクトフェリンを感知するセンサー（受容体）があり、周囲にラクトフェリンが存在すると、働きが活性化します。マクロファージが活性化すればするほど、体内はきれいに保たれるわけですから、ラクトフェリンが及ぼす作用は無視できません。

細菌だけでなく、ウイルスに対する効果を持つことも知られるようになってきました。ウイルスの大きさは細菌の１００分の１くらいの小ささです。

細胞膜を壊すとか鉄欠乏症の状態にするといった細菌に対する作用と異なり、ウイルスに対しては二つの作用があります。一つは、ラクトフェリンの大きさはウイルスの10分の1くらいあるので、これがウイルスにくっつくと、細胞内に侵入することができません。これではウイルスは繁殖できません。もう一つの作用はウイルスより先に細胞の表面に貼りつくことで、その侵入を邪魔する作用です。

「ＡＩＤＳウイルス」として知られるＨＩＶ、「日和見感染」で知られるサイトメガロウイルス、単純疱疹と帯状疱疹の原因となるヘルペス、Ｃ型肝炎の原因ウイルスであるＨＣＶ、インフルエンザ・ウイルスなどに対して効果のあることがわかっています。とくに、ＨＣＶに対しては、臨床研究（人体での実験）も進んでおり、効果が認められています。

動物実験でも、ラクトフェリンを食餌と一緒に与えられたネズミは、与えられていないネズミと異なり、サイトメガロウイルスに感染しても死なないことが報告されています。

この他にも、肺炎などを引き起こす呼吸器合胞体ウイルス、Ｂ型肝炎ウイルス、風邪の原因となるアデノウイルス、乳幼児がかかりやすいポリオを引き起こすポリオウイルス、ハンタウイルス、シンドビスウイルス、セムリキフォレストウイルス、夏風邪の原因となるエコーウイルス、エンテロウイルスなどへの効果が知られています。まえがきにも書きましたが、２０１９年から世界規模で流行したCOVID-19にも効果が期待されています。

②免疫調節・抗炎症作用

ラクトフェリンが持つ二つ目の効能は、免疫機能の調節作用です。

母乳を飲んで育つ赤ちゃんのほうが、粉ミルクを飲んで育つ赤ちゃんより、早く免疫を獲得することは、すでにお話ししました。粉ミルクの原料である牛乳と比べ、人間の母乳には、はるかに多くのラクトフェリンが含まれているからです。

具体的にどう作用するのかは解明の途中です。しかし、ラクトフェリンに、人間や動物の免疫機能を高め、さまざまな病気を防御する効果があることは、いくつかの実

図4 ラクトフェリンが持つ多くの機能

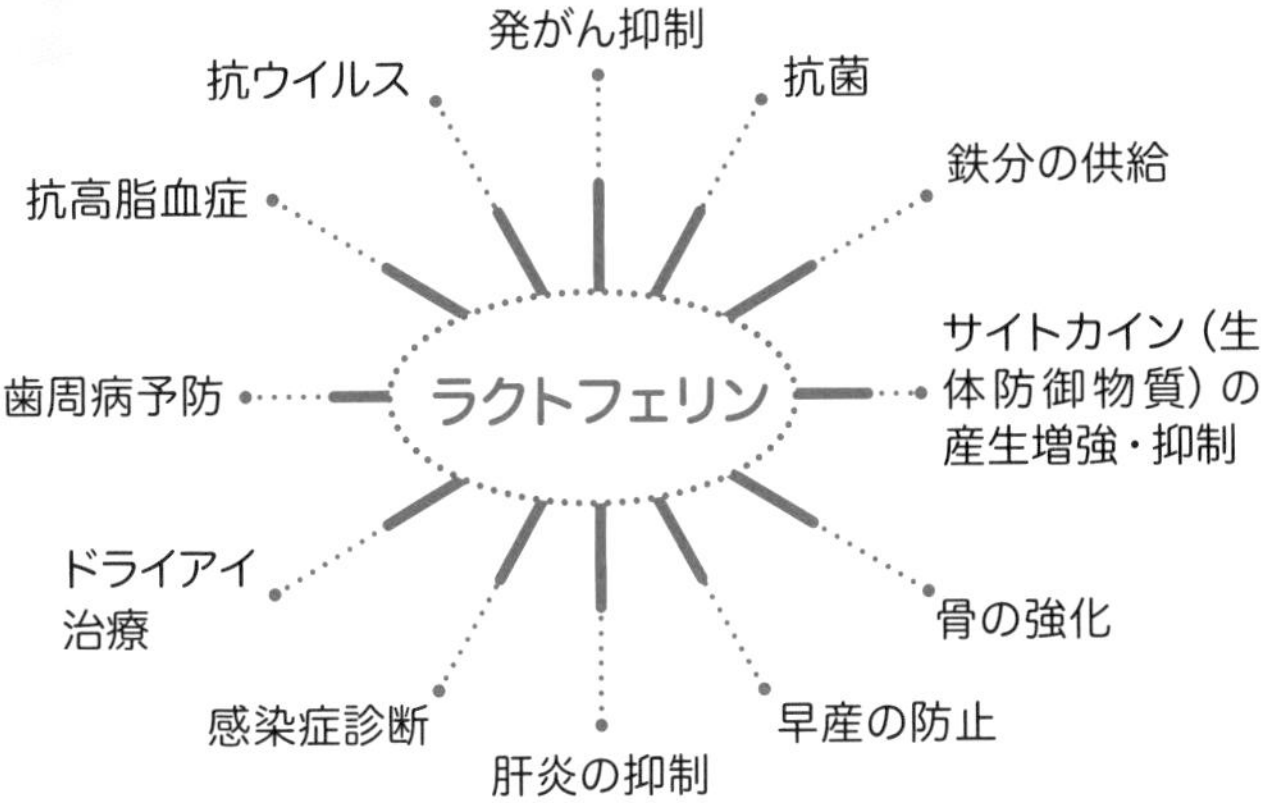

験の結果として報告されています（図4参照）。こうしたことからラクトフェリンは哺乳類全般に存在する自然免疫システムの一部といえるでしょう。とくに人間の場合、免疫の多くは腸管でつくられることもあり、これにラクトフェリンが関わっていると思われます。

さらにラクトフェリンは抗酸化作用を強化することによって、免疫応答を高めることも知られています。

動物実験では、ラクトフェリンを食餌とともに与え続けると、脾臓細胞でインターロイキン2（がんの免疫療法に用いられる：サイトカインの一つ）やインターフェロンガンマ（体内に侵入したウイルスやがん細胞を殺す）が、多くつくられることが報告されています。

また、ラクトフェリンを摂ることで、有用な細胞を活性化するという報告もあります。がん細胞を殺すナチュラルキラー（ＮＫ）細胞、リンパ球Ｔ細胞の一つで移植細胞などを殺していく細胞障害性Ｔ細胞（ＣＴＬ）などです。

これらの結果、ラクトフェリンは早産、アルツハイマー病、２型糖尿病などでの局所あるいは全身の無菌性炎症を軽減することが報告されています。また、潰瘍性大腸炎やクローン病については、抗炎症作用に加えて、細菌付着、浸潤、およびコロニー形成に対して効果があることが知られています。とくに、アポラクトフェリンの効果が大きいとの報告もあります。

③腸内細菌叢の保護・育成作用

ラクトフェリンが持つ効能の三つ目は、有用な腸内細菌の保護と育成です。

ラクトフェリンは、私たちの体内を巡っている鉄を取り込み、これと結合します。この反応の多くは血液中で起こりますが、腸の中でも生じます。たとえば、大腸菌も細菌ですから、生きるためには鉄が必要です。ラクトフェリンは、その鉄を取り込むことにより、大腸菌を殺すことができるのです。

大腸菌はいわゆる悪玉菌の一つです。「悪玉菌」は、腸内に棲息して腐敗を促進し、下痢や便秘の原因となります。免疫力を弱め、発がん性物質をつくる有害な細菌なのです。大腸菌以外にもウェルシュ菌、ブドウ球菌などが悪玉菌の代表ですが、ラクトフェリンにはそれらの菌類を減少させる作用があります。

ところが不思議なことに、乳酸菌やビフィズス菌といった「善玉菌」を殺すことはありません。これらの菌は、鉄をさほど必要としないからです。乳酸菌もビフィズス菌も、鉄がなくても生きていけるのです。実際には、「殺さない」どころか、保護し、育成することも知られています。ラクトフェリンがその役割を終えて分解された後、「餌」として善玉菌が増殖する糧になるからです。

腸内環境から鉄を取り去ってしまえば、悪玉菌である大腸菌だけが死んで、善玉菌である乳酸菌やビフィズス菌は生き残ります。このように善玉菌が増えると、善悪の中間である「日和見菌」はいっせいに善玉菌に変わります。つまり、ラクトフェリンは善悪二種類の菌に影響を及ぼし、腸内の環境を良好に整えてくれるのです。

私たち人間にとっては、なんと都合のいい話でしょうか。もし、母乳にラクトフェリンが含まれていなければ、生まれたばかりの赤ちゃんは下痢が続いて死んでしまうかもしれません。ユニセフの調査によれば、5歳未満の子どもたちの死亡原因の11%が下痢です。熱中症などで注目される「脱水」ですが、もっとも怖い「脱水」の原因は下痢なのです。

近年の研究では、内毒素（生体内で産生される有毒物質のこと）であるリポ多糖で活性化されたマクロファージの炎症誘発を効果的に阻害することが報告されており、その効果はアポラクトフェリンが最も強力でした。

④活性酸素の消去

ラクトフェリンが持つ効能の四つ目は、活性酸素の増加を抑えることです。活性酸素（特に〝強い〟活性酸素）が発生するときにも鉄が使われるからです。

「活性酸素」は何かにつけて悪役のように語られがちです。身体を傷つけることが多いためです。しかし、自然な状態（これを「生理的状態」と呼びます）では、活性酸素も健康を守るために必要な成分なのです。外界の敵と戦う物質といえるでしょう。

身体に害となる異物や毒物が侵入すると、好中球（白血球）やマクロファージなどが出動し、活性酸素である過酸化水素を発生させて、異物や毒物の分解を促進します。もし活性酸素がなければ、私たちの身体は、あっという間にさまざまな菌やウイルスに浸食されてしまうでしょう。

しかし、活性酸素が多過ぎると困った問題が起きてきます。通常の場合を「生理レベルの活性酸素」と言いますが、紫外線を浴びたり、熱が出たりすると、生理レベルを超えた活性酸素が発生するのです。増加し過ぎた活性酸素は、周囲の健康な細胞まで傷つけ、老化現象を促進するだけでなく、炎症やがんの原因となることがあります。また、私たちの体内には、活性酸素があってはならない場所があります。たとえば感覚器官、とくに眼です。眼に活性酸素が生じたら、眼球（角膜）がすぐ傷つき、最悪の場合は失明してしまいます。

涙の成分にラクトフェリンが含まれているのはそのためです。ラクトフェリンは〝強い〟活性酸素の発生に必要な鉄と結合し、その作用を防ぐことができます。また、眼は細菌やウイルスに常にさらされているので、ラクトフェリンにはそれらを殺す働きもあります。なお、鉄を取り込んだラクトフェリンは、涙とともに流れていきます。

口内も活性酸素があってはならない場所です。がんの放射線治療で甲状腺や口腔などいわゆる頭頸部《ずけいぶ》に放射線を照射すると、口の中が荒れて真っ白になり、口内炎だらけで痛くて食事もできない、という状態になることがあります。活性酸素が急激に増えたためです。酸素に放射線を当てるとすぐに活性酸素が生じます。つまり身体の部位に関係なく、放射線治療を受けると活性酸素が発生してしまうのです。

活性酸素も本来は必要な物質ですから、要はバランスと場所の問題です。増えすぎてはいけない場所で増えたり、あってはいけない場所に発生したりするから有害なのです。

過剰な活性酸素が発生するのは、それ自体、身体にとって異常な状態です。生理レベルを超えて発生する活性酸素は、つねに除去する必要があるのです。

身体にやさしい天然の抗菌パワー

これまで述べてきたように、ラクトフェリンは私たちの腸内で鉄と結合することにより、多面的な作用をもち、さまざまな働きをします。しかし、鉄を取り込んでしまったラクトフェリンはどうなるのでしょう。鉄とともに体内に吸収されるのでしょうか。心配は無用です。

ラクトフェリンを口から摂取した場合、活躍の場はもっぱら消化器官の内部となります。胃や腸を通過する過程で、さまざまな有害物質を捕らえて結合した後、糞便とともに排泄されるのです。

口から摂ったラクトフェリンの多くは胃酸に負けることなく、腸に到達します。しかし、腸壁の穴を通り抜けることはできません。ラクトフェリンの分子量は8万6000（g／mol）。細胞レベルの世界においてはひじょうに大きな物質です。したがって、ラクトフェリンが腸壁から吸収されるのは不可能なのです。

唯一の例外として、赤ちゃんはすんなりと体内に吸収できます。これは、赤ちゃんの腸壁の穴が大人より大きいためです。発達途中にある赤ちゃんの身体は、できるだけ多くの栄養をそのまま取り込もうとします。ただ、逆に大人にくらべ食物アレルギーにより注意する必要があるのです。

一方、ラクトフェリンには細菌の細胞膜を破壊する力があることから、同じようにタンパク質でできている人間の身体の細胞膜をも破壊するのではないか、と心配される方もいます。

図5 さまざまな用途で使われるラクトフェリン

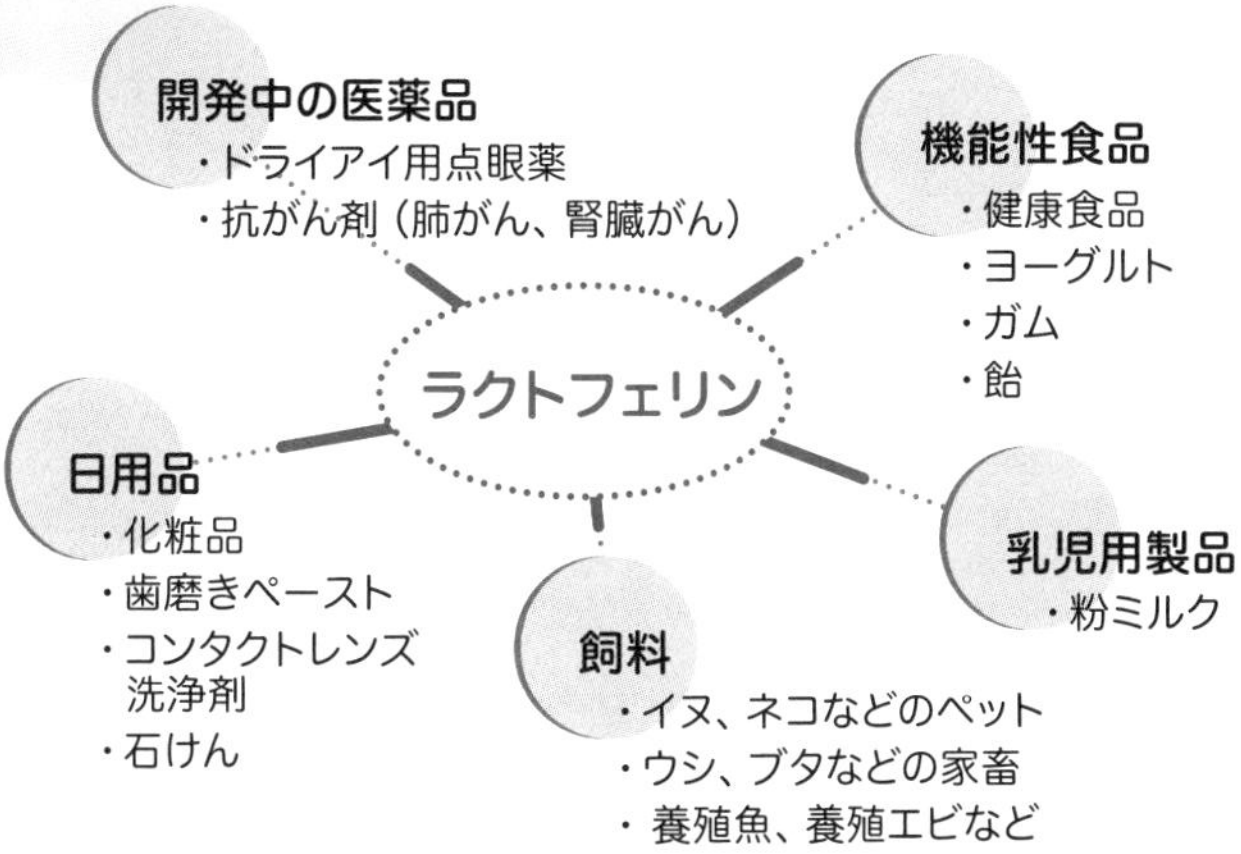

そこで私たちは、哺乳動物の培養細胞を使って実験を行いました。その結果、ラクトフェリンを添加しても、培養細胞が死滅したり、障害を受けたりしないことを確認したのです（理由は後の章で述べます）。

人間の身体の細胞には害を与えず、細菌の細胞膜だけを見分けて破壊する――そんな都合の良い効果を期待できるのも、人智を超えた天然由来の成分だからかもしれません。

このように人間にとって都合の良いタンパク質であるラクトフェリンは、さまざまな用途で用いられています。すでに述べた赤ちゃん用の粉ミルクのほか、機能性飲料、機能性食品、化粧品など、その用途はますます広がりつつあります。人間だけでなく、ペットや家畜、養殖魚の飼料にも利用されています（前ページ図5参照）。

利用目的も、病原菌に対する抵抗力の強化、皮膚の殺菌、オーラルケア、鉄分の供給、抗酸化力の増強など、じつに多様です。

さらに、ラクトフェリンを単独で使用するのではなく、他の抗菌物質や抗がん剤と一緒に使うことによって、互いの足りない部分を補い合い、より効率よく病気を治そうという試みも行われ始めました。

2章

より進化した「アポラクトフェリン」の登場

ラクトフェリンには天然成分ならではの限界があった

本章では、ラクトフェリンの機能をさらに高め、進化させた「アポラクトフェリン」について説明しましょう。

ラクトフェリンはすばらしい天然物質です。しかし、研究者たちは、ラクトフェリンのさらなる可能性に注目しました。より多くの鉄との結合です。

すでにお話ししたように、天然のラクトフェリンには、ポケットのような部分に鉄（イオン）が入り込んでいます。しかし、その割合は牛乳で15～20％くらい。人の場合はもう少し高く20～30％くらいです。ふつうのラクトフェリンが薄いピンク色を帯びているのも、血液と同じように鉄の赤色が映し出されているからです。したがって、入り込んでいる鉄の成分が多ければ多いほど、ピンク色は濃くなります。

しかし、ラクトフェリンはそもそもタンパク質ですから、捕食生物のように餌を追いかけたり、触手を伸ばして鉄をつかまえるわけではありません。血液中などを漂っているとき、たまたま近くにいた鉄の分子と結合するだけです。

しかも、すでにポケットに鉄の分子を取り込んでいると、近くに鉄の分子があっても、それ以上は結合できません。天然のラクトフェリンの限界です。

だとすれば、天然のラクトフェリンから鉄の分子を取り除いてしまえば、体内に摂取した後、もっと効率よく鉄と結合できるのではないか？　よりパワフルなラクトフェリン（アポラクトフェリン）をつくり出せるのではないか？――

そう考えた研究者たちが、１９６０年頃から新しいラクトフェリンの開発に取り組んできました。

しかし、簡単ではありませんでした。鉄を取り除くことはできるのですが、効率が悪いため、どうしてもコストがかかり過ぎてしまいます。たとえば、ウシの膀胱膜などを用いると、スプーン１杯のアポラクトフェリンをつくるのに、何十万円もかかってしまったのです。工業的に生産するなど不可能だったのです。

大量生産が可能になったのは、私たち研究グループが、農林水産省からの支援を受け、アポラクトフェリンを効率よく大量に製造する技術の開発に成功してからです。2004年のことです。

アポラクトフェリン開発のカギは「膜」にあり

「アポラクトフェリン」の「アポ（apo-）」とは「……がない」という意味の接頭語です。アポラクトフェリンは「ラクトフェリンを離れた」ということで、具体的には「鉄のない」を意味します。事実、アポラクトフェリンに含まれる鉄はわずか0〜4%ですから、限りなくゼロに近いと言えるでしょう。

ふつうのラクトフェリンは鉄を含むため、ピンク色をしていると述べました。しかし、アポラクトフェリンは真っ白なので、違いは見ただけでも明らかです。

ラクトフェリンから効率よく鉄を取り除くカギとなったのは、ある特殊な膜でした。

「UF（Ultra Filtration）膜」、日本語では「限外濾過膜《げんがいろかまく》」と呼ばれる、プラスティック製の膜です。本来の目的は、海水から塩を抜き、真水をつくるために使われる「脱塩膜」です。雨が少ない地方の都市や、水の供給ができない大型の船などにはかかならず備え付けられています。

私が、アポラクトフェリンをつくるために、このUF膜を使ってみようと思い立った背景には、それまでの研究がありました。一般の方には想像しにくいかもしれませんが、理工学や生理学の研究分野では「膜」が意外に重要なツールとなります。

私が研究者として最初に取り組んだテーマは、女性ホルモンでした。高齢出産の増加にともない、切迫早産《せっぱくそうざん》や流産が増えていました。それらは女性ホルモンの異常により、子宮の筋肉が収縮して起こります。私は「女性ホルモンの分泌を調整できれば切迫早産や流産を防げるのではないか。なおかつ、胎児に悪い影響をできるだけ与えない方法はないだろうか」と考え、女性ホルモンの代わりになる薬の開発を始めたのです。

ホルモンは、さまざまな組織や器官の働きを調節するために人体がつくり出す物質で、「内分泌物質」とも呼ばれます。また通常の薬と異なり、多くのものが細胞膜を通過し、細胞の内部に入り込んで効果を発揮します。したがって、ホルモンを研究するためには、ホルモンがどのようにして生体膜（細胞膜）を通り抜けるのかを知ることが重要となります。

しかし、生体の細胞膜を使った研究はたいへんです。細胞自体がひじょうに小さいうえ、細胞膜を通り抜けられるのはホルモンだけで、それ以外は他の生体物質も人工の薬品も通り抜けることができないからです。

私たちは、ホルモンが細胞膜を通り抜ける様子をシミュレーションするために細胞膜と同じ性質を持つ人工的な膜が必要と考え、プラスティック製の「両性（陽性と陰性）イオン交換膜」を開発しました。簡単に言えば、細胞膜を拡大した模型のようなものを作り出したのです（図6参照）。

こうした人工の膜を利用した経験があったため、ＵＦ膜が開発されたとき、「アポ

図６ 細胞模と同じ作用のある「両性イオン交換模」のしくみ

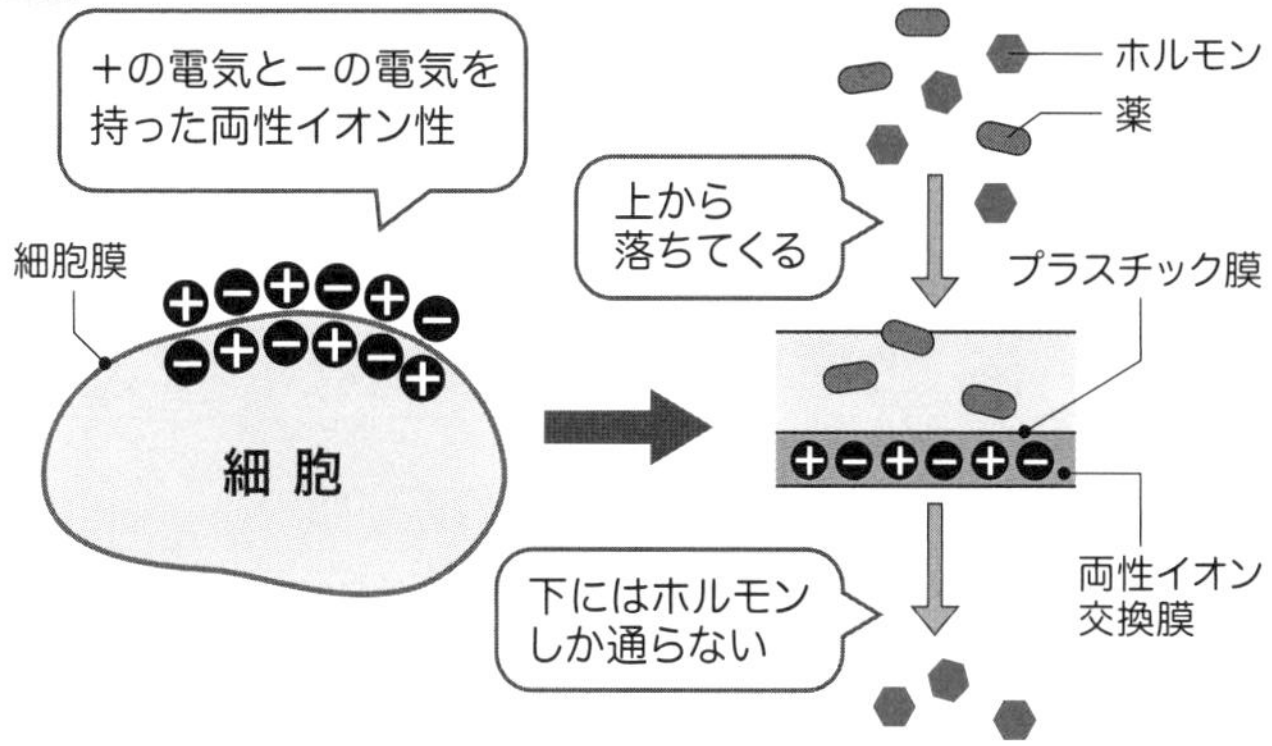

ラクトフェリンの製造にも応用できるのではないか」と思いついたのです。

アポラクトフェリンの製造では、まず牛乳からラクトフェリンを分離します。これには、イオン交換樹脂という物質を使います（次ページ図7参照）。

牛乳と樹脂を混ぜるとラクトフェリンだけが樹脂に吸着するため、残りの成分と分離できます。残りの成分は乳清（ホエイ）として、チョコレートやパン、プロテイン食品などさまざまな用途に使われます。

次に、ラクトフェリンが吸着した樹脂に塩（塩化ナトリウム）を加えます。すると、

図 7　牛乳からアポラクトフェリンができるまで

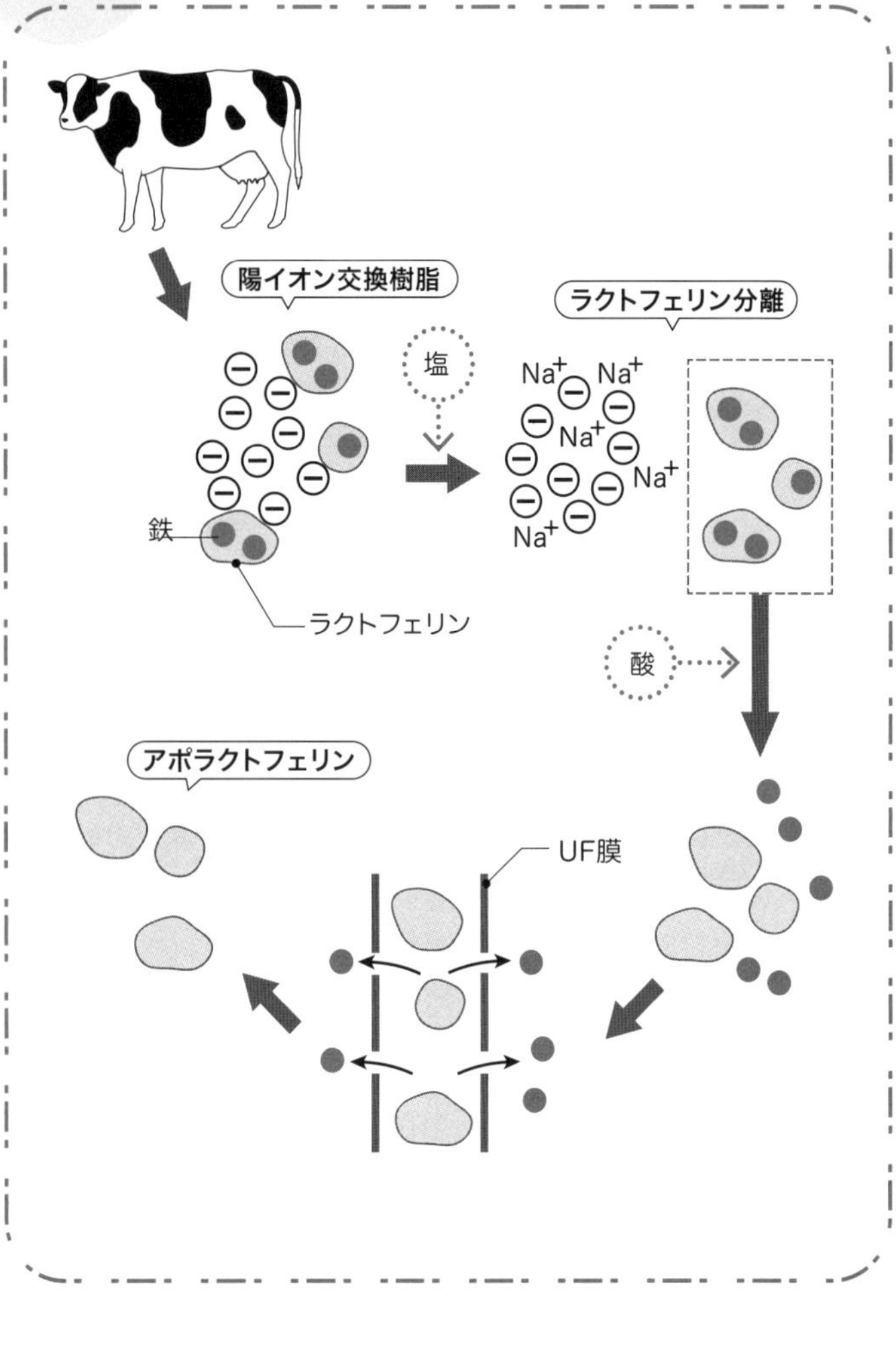

ラクトフェリンが樹脂から外れて、ラクトフェリンだけの濃厚な溶液ができます。これを一度、乾燥させ、粉状のラクトフェリンをつくります。品質を安定させるためです。

こうして抽出したラクトフェリンから鉄を抜き取れば、アポラクトフェリンをつくることができるのです。

ラクトフェリンの水溶液に酸を加えれば鉄が離れることは、以前からわかっていました。しかし、問題がありました。鉄は一度離れても、すぐにまた結合してしまうのです。

しかし、UF膜を通せば簡単でした。鉄の分子に比べてラクトフェリンの分子は大きいため、鉄の分子だけがUF膜の小さな孔を通り抜け、鉄が離れたラクトフェリン（すなわちアポラクトフェリン）は残ります。短時間にワンステップでアポラクトフェリンを大量に生産できるうえ、成分や機能に影響を与えることがありません。

私たちはこの技術で特許を取得しました。そして、この技術を酪農国・ニュージーランドへもって行き、天然の牧草で育ったウシから搾った牛乳を使って、アポラクトフェリンの製造を始めたのです。

ニュージーランドの酪農は日本と大きく異なります。ニュージーランドには牛舎がないのです。一年中放牧して乳を搾る時だけ搾乳舎に入れます。

このように自然な状態で生産される牛乳は世界全体の3％にもなり、その大量の牛乳を目当てに製造拠点を構えました。しかしアポラクトフェリンが知られるようになり、製造規模を大きくする必要が生じました。また更なる品質向上のために2018年から日本国内でアポラクトフェリンを製造するようになったのです。

アポラクトフェリンは人間の体内にも存在する

ラクトフェリンの進化形とも言えるアポラクトフェリンですが、じつは私たちの体液中にも存在します。たとえば、涙に含まれるラクトフェリンは、鉄の含有量がきわ

図 8 眼球の表面

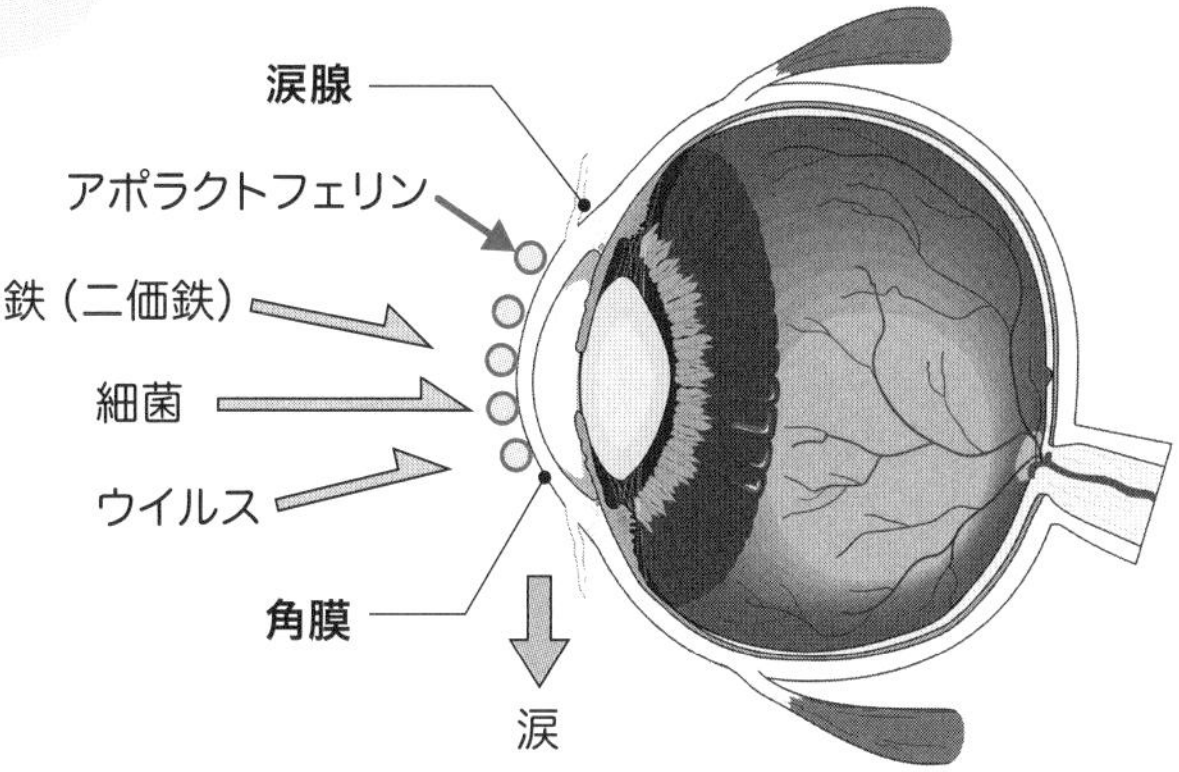

めて少ない、天然のアポラクトフェリンです。

これには理由があります。眼球の表面は絶えず空気にさらされているため、外界の鉄が侵入しやすい状態になっています。1章でも少し触れましたが（30ページ参照）、鉄がたくさん存在すると、ヒドロキシラジカルという〝強い〟悪玉の活性酸素が発生し、角膜が酸化され、傷つけられてしまうのです（図8参照）。涙の成分に、天然のアポラクトフェリンが存在するのは、鉄の侵入を許さず、角膜の酸化を防ぐためなのです。

一方、母乳は、赤ちゃんが口から摂取するため、酸素にさらされる心配がありません。ラクトフェリンに含まれる鉄が悪玉の活性酸素をつくる恐れもありません。むしろ、鉄は赤ちゃんが成長するために不可欠な栄養素です。そのため、母乳にはアポラクトフェリンではなく、通常のラクトフェリンが含まれているのです。

人間の身体の仕組みは、なんとうまくできているのでしょう。工業的に生産されたアポラクトフェリンも、そうした点に注意しながら、ラクトフェリンと使い分ける工夫をしています。

アポラクトフェリンはラクトフェリンからつくられますが、通常のラクトフェリンと比べて鉄を奪い取る力がはるかに強いため、効力も格段に強くなります。1章で説明した殺菌・静菌、免疫機能の調節、有用な腸内細菌の保護と育成、活性酸素の消去などの効能も、すべて強化されます。ここでは、とくに抗菌作用と活性酸素の消去効果について、その効力を詳しく見ていきましょう。

図9 アポラクトフェリンの大腸菌殺菌力

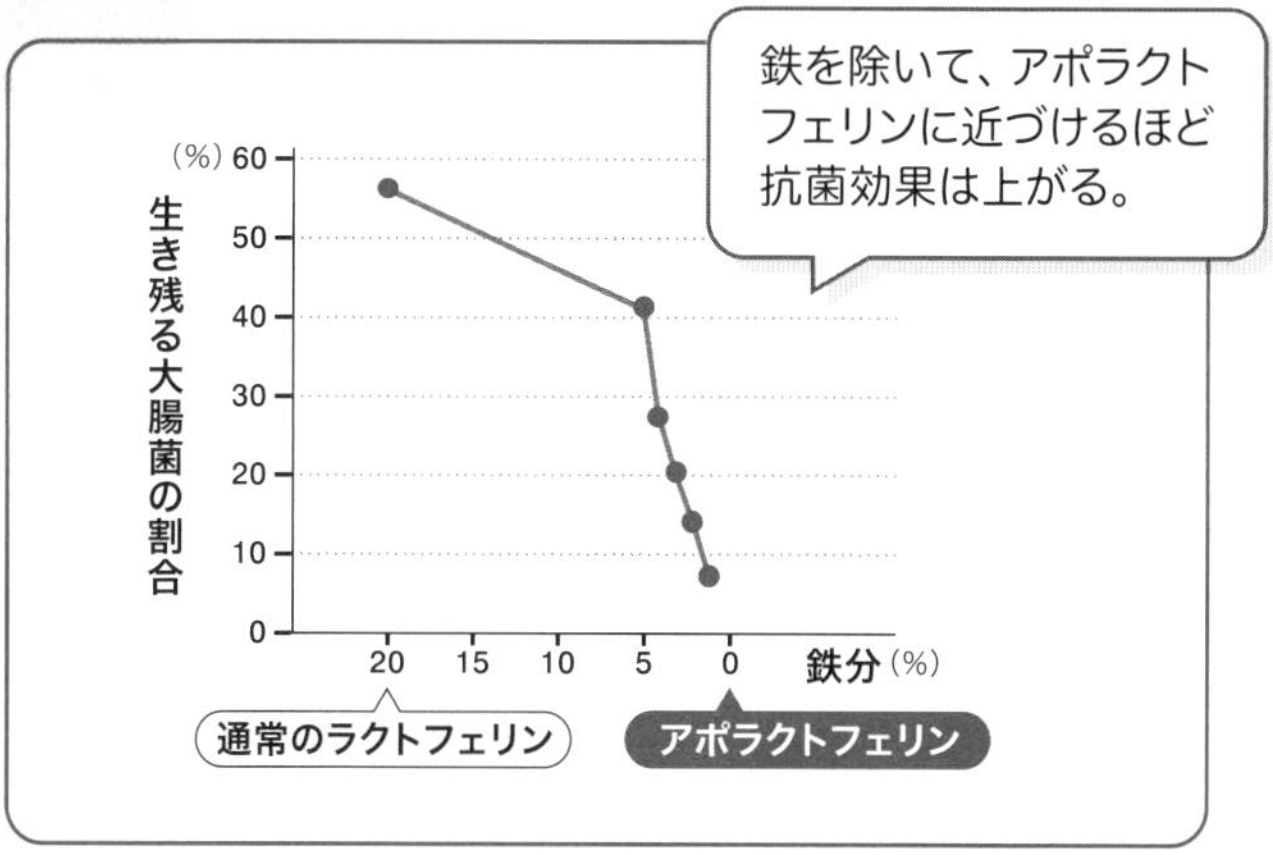

「アポ化」で倍増する抗菌作用

ラクトフェリンにもともとあった抗菌作用が、アポラクトフェリンでは格段に強化されます。細菌が生きるために必要な鉄を、たくさん奪うことができるからです。

私たちは実際に、ラクトフェリンとアポラクトフェリンの抗菌作用を比較する実験を行いました（図9参照）。大腸菌にラクトフェリンとアポラクトフェリンを添加し、菌が死滅する状況を観察したのです。

1章でも述べたように、大腸菌に通常の

図10 アポラクトフェリンの虫歯菌殺菌力

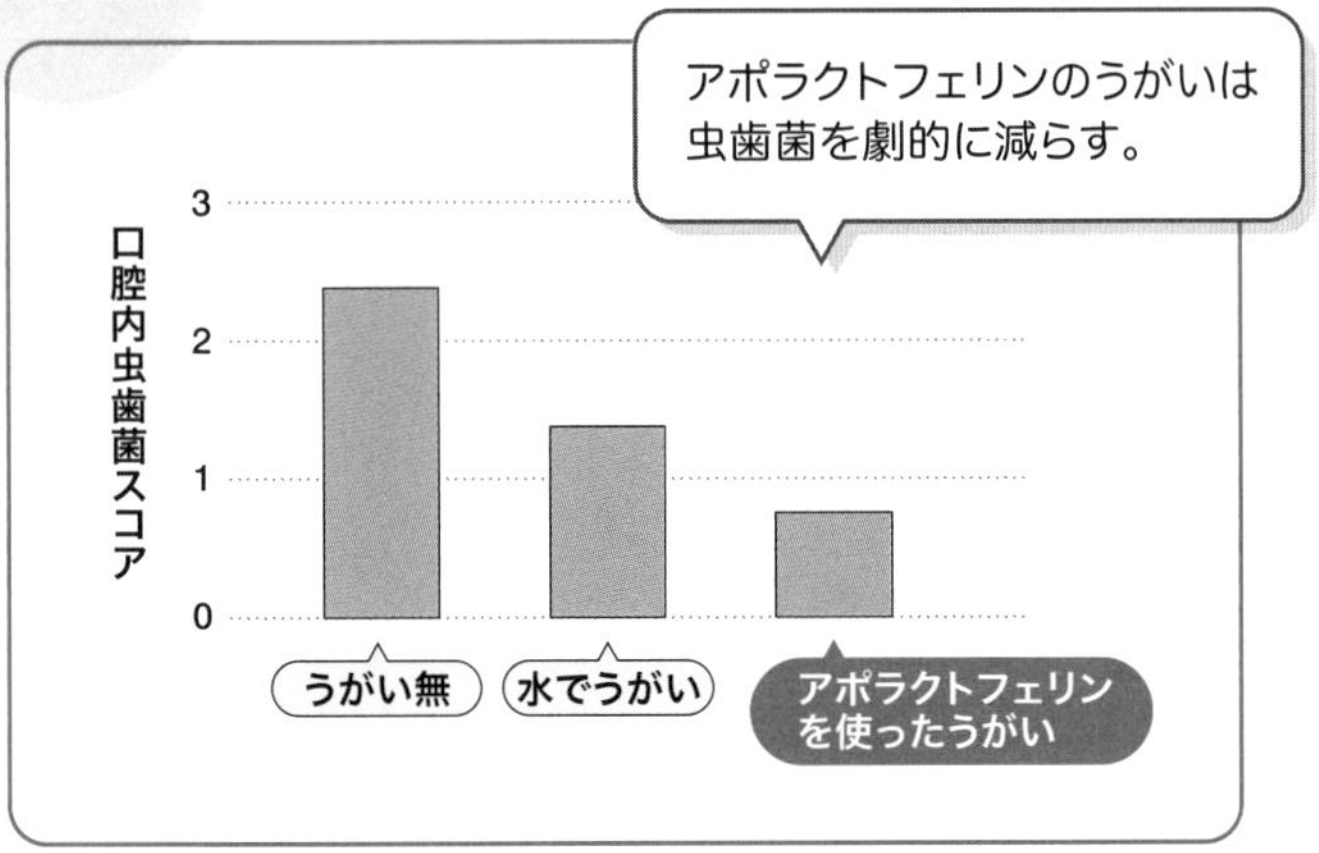

ラクトフェリンを添加すると、約45％の菌が死滅しました。これだけでも大きな効果です。

続いて、ラクトフェリンに含まれる鉄の量を少しずつ減らしてみました。すると、抗菌効果はどんどん高まりました。鉄を完全に取り除いたアポラクトフェリンでは、なんと90％以上の大腸菌が死滅したのです。これは、天然食品のなかでは最大級の抗菌パワーと言えます。

虫歯菌に関しては、前の晩、歯磨きをせずに眠った人に、朝、うがいだけしてもらい、口の中の虫歯菌の数を調べた実験があります（図10参照）。ただの水でうがいをした場合と比べ、アポラクトフェリン溶液でうがいをした場合は、虫歯菌の数が一気に減っていました。

虫歯菌は、歯周病の原因菌ともなります。そのため虫歯菌の増殖を抑えられれば、歯周病の進行も食い止めることができます。

またアポラクトフェリンには、頭皮のフケなどの原因となるマラセチア・ファーファを殺傷する作用もあります。マラセチア・ファーファは皮膚の常在菌の一つですが、毛穴などから皮膚の内部に入ると、炎症を起こすことで知られています。こうしたことから将来的には、アポラクトフェリンのヘアケア商品への応用も考えられるでしょう。

アポラクトフェリンは天然の防カビ剤

アポラクトフェリンでは、真菌、つまりカビの繁殖を抑える効力も強まります。

とくに、皮膚や粘膜の炎症を引き起こす原因菌であるカンジダ類に対して、大きな効果を発揮します。

ある化粧品会社が実験したところ、化粧水にきわめて低濃度（０・１～０・３％）のアポラクトフェリンを加えるだけで、カンジダ菌の増殖が抑えられたという報告があります。私たちが行った試験管内の実験でも、アポラクトフェリンの添加量が多いほど、カンジダ菌に対する抗菌作用が強まることが確認できました。

カンジダ菌はまた、寝たきりの高齢者にみられる褥瘡《じょくそう》の前段階で、患部で増えることが知られています。

アポラクトフェリンは、この褥瘡対策としても効果を発揮します。

ある老人保健施設では、15年ほど前から約１５０人の入居者を対象に、アポラクトフェリンの外用液を使用しています。毎日、身体を拭いた後、アポラクトフェリンを１％含んだ水溶液を背中に噴射するのですが、褥瘡の抑制にとても役立つという報告がありました。すでに褥瘡ができてしまった人でも皮膚がきれいになることは、私自身、写真などで確認しています。つまりアポラクトフェリンは抗かび効果だけでなく、傷を治す効果も持っているのです。これは傷の修復過程でアポラクトフェリンが新しい血管を作りやすくするからです。

残念ながら、アポラクトフェリンには合成抗菌剤のような即効性がありません。しかし合成抗菌剤は、長く使用すると耐性菌が生じ、しだいに効き目が悪くなります。その点、アポラクトフェリンは天然由来の成分なので、耐性菌が生じる可能性がひじょうに低く、肌を強く刺激することもありません。高齢者にとってはたいへん好ましい素材なのです。

人と同様にアポラクトフェリンは家畜にも有効です。近年は家畜に用いられる抗生物質の濫用によって、家畜にも多剤耐性型菌が発生しています。前にも述べましたがアポラクトフェリンは耐性菌を作りません。アポラクトフェリンは人だけでなく、多様な動物に利用される可能性があります。

食品に生えるカビを抑える効果も見いだされています。とくに、パンや餅に生える

図11 アポラクトフェリンのカビ抑制力

●パン生地にアポラクトフェリンを混ぜて焼いたもの（14日目）●

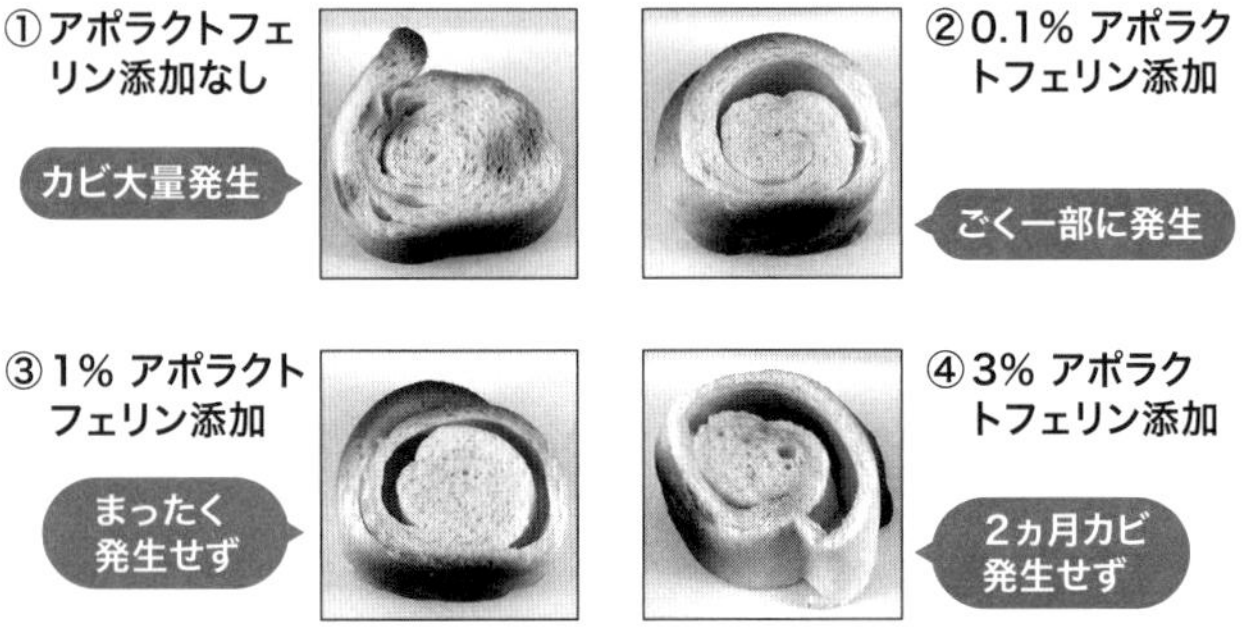

青カビによく効きます。

図11の写真は、パン生地にアポラクトフェリンを混ぜて焼き、そのまま室内に14日間、放置した様子です。

何も加えていないパンは、当然、カビだらけになります。0・1％を加えたパンには、ごく一部にカビが生えます。しかし、1％加えたパンはまったくカビが生えません。さらに3％加えると、パンを焼いてから2か月たってもカビは生えませんでした。

もちろん合成の防カビ剤を使用してもカビは生えません。しかし、毎日のように口にするパンやごはん類に防カビ剤や防腐剤を使うことには、不安がつきまといます。防カビ剤や防腐剤を大量に添加された食品を食べて育つ子どもたちに、30年後、40年後、どのような悪影響が出るか、想像もつかないからです。

しかし、アポラクトフェリンは母乳の成分でもある天然物質だから安心です。摂り続けると、細菌による腸感染の期間が短縮され、感染の程度が軽くなるという報告もあります。実際に、風邪をひきにくくなるという報告も出ています。

最後になりますが、アポラクトフェリンは、病気を引き起こす病原性生物、特に寄生虫に対する効果が明らかになっています。小腸に寄生するクリプトポリジウム属やアイメリア属などの病原性寄生虫だけでなく、日和見寄生虫にも効果があることが明らかになりました。寄生虫が生きるために必要とする鉄をアポラクトフェリンが奪う効果だけでなく、寄生虫の死後、掃出するマクロファージを活性化する効果も示されています。

天然の牛乳から取り出したタンパク質がこれほどの働きをもつとは驚きです。

「くっつく」性質がウイルス感染やアレルギーに効く

アポラクトフェリンは、ウイルス感染の予防やアレルギー反応の抑制においても効果があります。これにはアポラクトフェリンの持つ、近くにある異物に「くっつきやすい」という性質が大きく関係しています。アポラクトフェリンは、近くにウイルスがいればその尻尾にくっつきますし、花粉があればその抗原部分（アレルギーを起こす部分）にくっつくのです。

ウイルス自体は生物ではありません。

ウイルスは生物の細胞の内部に入り、細胞に寄生して増殖します。そして、同じウイルスを作り出し、感染を拡大させていくのです。

ところが、分子量8万5000という大きなアポラクトフェリンが尻尾にくっついてしまうと、細胞膜を通り抜けて内部に侵入することができません。アポラクトフェリンがくっついたウイルスは、そのまま排泄されていくのです。

現在、世界中で注目されているのが、アポラクトフェリンのC型肝炎の予防・治療への応用です。C型肝炎は「HCV」と呼ばれるC型肝炎ウイルスに感染して発症しますが、アポラクトフェリンはHCVにくっつくことでウイルスが細胞内に入るのを防ぐのです。この効果は通常のラクトフェリンにも見られますが、アポラクトフェリンではより強い効果が期待できます。

アレルギー反応に関しては、花粉症、とくにスギ花粉やブタクサのアレルギーに効果があります。現時点ではまだ点鼻薬はありませんが、アポラクトフェリンの水溶液をマスクや鼻孔の周囲にスプレーしたり、ワセリンに混ぜて鼻孔に塗ったりするだけでも、抗原が体内に入り込むのを防ぐことができます。

アポラクトフェリンは活性酸素の発生を抑える

活性酸素を抑える働きも、ふつうのラクトフェリンより強くなります。活性酸素を生み出す原因物質の一つは、自由に動き回る鉄です。アポラクトフェリンは、その鉄を取り込む力がラクトフェリンより強化されているのです。

少し専門的になりますが、アポラクトフェリンが鉄を取り込むことによって活性酸素の発生を抑え、排除する仕組みについてご説明しましょう。

呼吸によって私たちの体内に吸入された酸素の一部は、弱い活性酸素である過酸化水素（昔のオキシドール消毒剤）に変化します。

この段階で、私たちの身体はカタラーゼやスーパーオキシドディスムターゼ（SOD）などの抗酸化酵素を動員して、過酸化水素を無毒な水に換えるのです。

ところが一方で、体内にある二価鉄が過酸化水素に作用すると、身体にもっとも悪

図12 “最強”活性酸素の発生を抑える

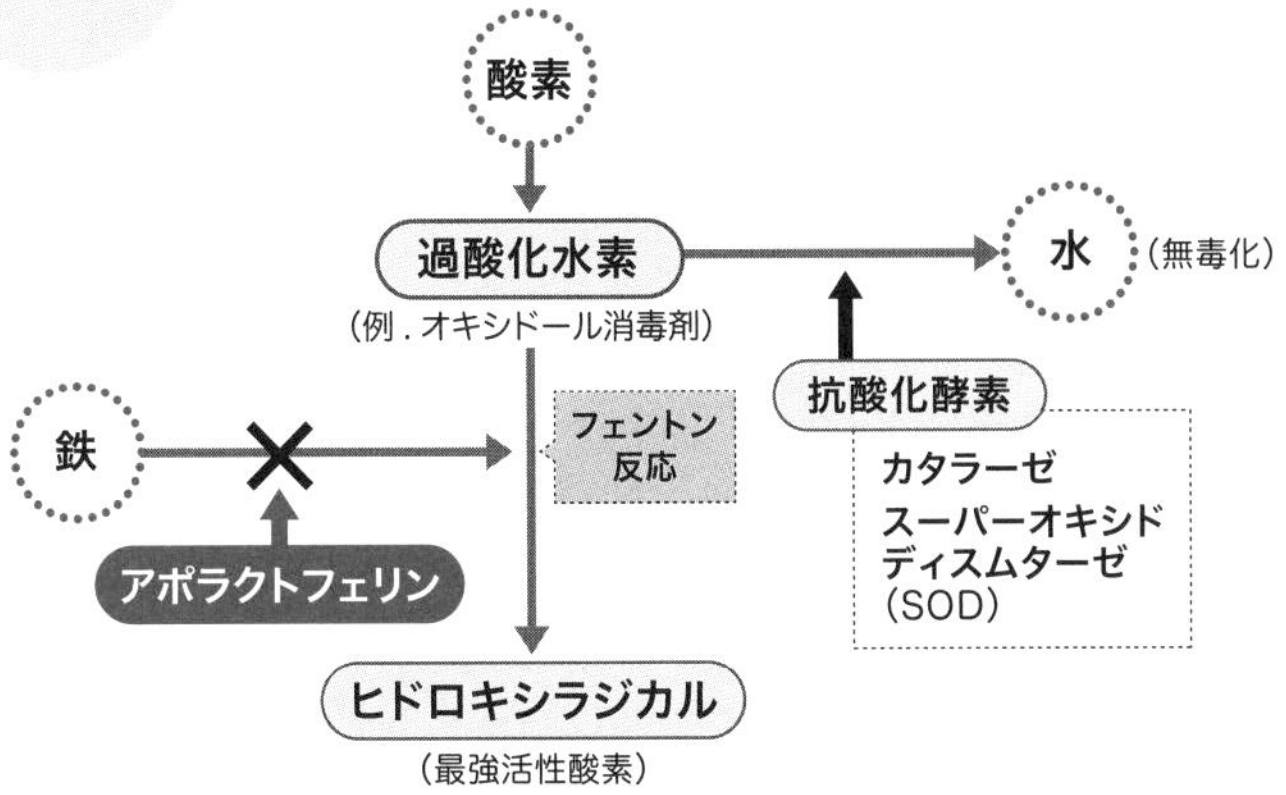

い影響を与えるヒドロキシラジカルという最強の活性酸素が生じます（フェントン反応）。アポラクトフェリンは、その二価鉄が酸化された三価鉄と強く結合することによって、この最強の活性酸素が発生するのを妨げ、排除してくれるのです(図12参照)。

次ページ図13は、鉄が自由に動き回っている状態での活性酸素の発生量を示しています。鉄と結合できるトランスフェリン(生体物質)、通常のラクトフェリン、そしてアポラクトフェリンを比較すると、活性酸素を抑え込む力はアポラクトフェリンが最も強いことがわかるでしょう。

図13 活性酸素を抑え込む力はアポラクトフェリンが抜群

●鉄が自由に動き回っている状態での活性酸素の発生量●

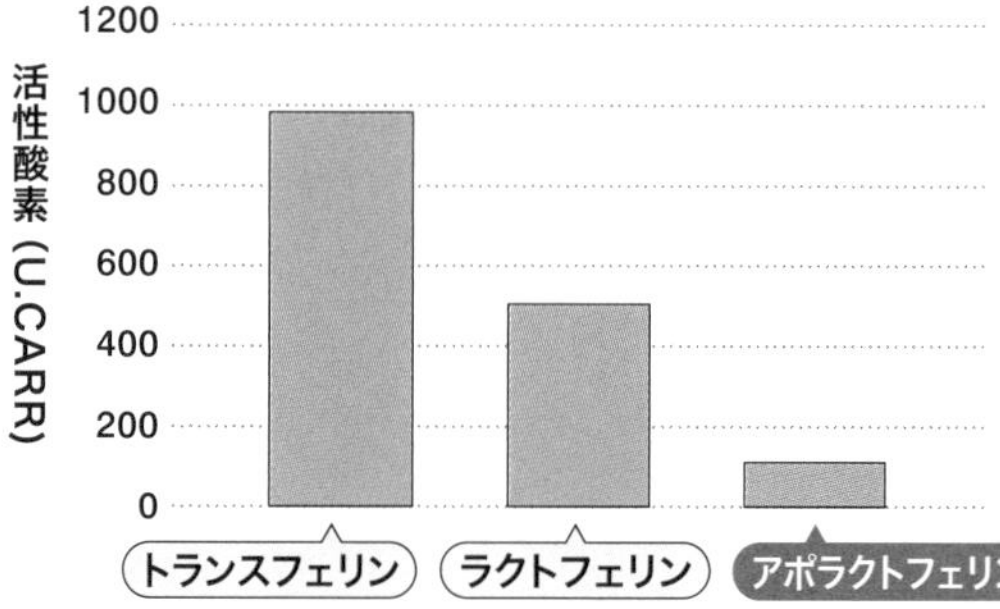

成人の場合、アポラクトフェリンは体内に吸収されないので、その抗酸化作用は消化管の中でのみ行われます。一方、乳児の場合は、体内に吸収されたアポラクトフェリンが全身で活性酸素の抑制に大きな役割を果たします。

実際に、アメリカでは乳児を対象とした研究も行われています。

赤ちゃんに普通の粉ミルクを与えた場合と、ラクトフェリン入りの粉ミルクを与えた場合、アポラクトフェリン入りの粉ミルクを与えた場合で、それぞれの活性酸素の発生率を比較したのです。

その結果、①普通の粉ミルク、②ラクトフェリン入りの粉ミルク、③アポラクトフェリン入りの粉ミルクの順で、活性酸素の発生率が高かったことが報告されています。これらの抗酸化作用などの結果、ラクトフェリンの抗がん効果が注目を集めています。とくに肺がん、大腸がん、食道がん、膀胱がんなどについての作用が知られています。

これは体外からの発がん物質に対するスクリーニング効果、がん細胞が発生した時のがん組織での血管新生の抑制などによるものです。後者の血管新生抑制はアポラクトフェリンにのみ観察される現象です。79ページの創傷治癒に関しては、アポラクトフェリンは創傷治癒のために血管新生を促しています。

これらの相反するアポラクトフェリンの作用がなぜ起こるのかは未だわかっていませんが、傷の治療の場合には血管だけでなく、コラーゲンやヒアルロン酸の産生も一緒に促すことが関係しているのかもしれません。

ドライアイを改善し、潤いを回復する

通常のラクトフェリンにはないアポラクトフェリンならではの効能もあります。その一つが眼球の保護です。

すでに述べたように、涙にはもともと天然のアポラクトフェリンが含まれています。眼は絶対に活性酸素を発生させてはいけない場所なので、鉄が存在してはいけません。だからこそ、通常のラクトフェリンではなく、鉄を取り込む力がより強い天然のアポラクトフェリンが産生されているのです。もちろんアポラクトフェリンは点眼液の成分として安心して使用できます。

ドライアイなどの症状を改善するには、水分を補給しなければなりません。しかし、ただ水を差せばいいというものではありません。次ページ図14は眼球の上に置いた水滴の写真です。真水の滴を置くだけでは表面張力が働くため、左の写真のように水滴

図14 鉄を取り込み、眼にもなじむアポラクトフェリン

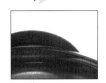

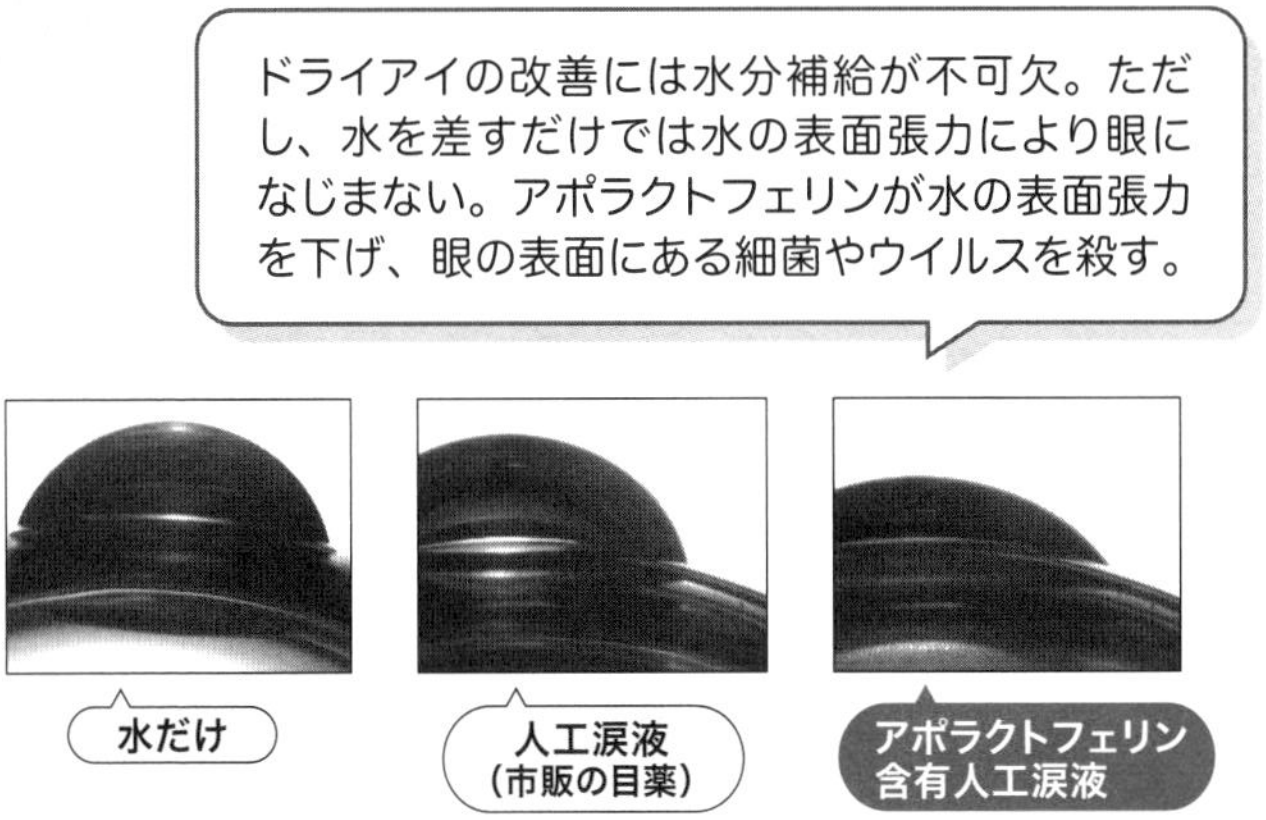

のままです。眼球の表面に広がって、浸み込んでいくことができません。

この水に塩分などを少量、加えると、中央の写真のように少し広がります。いくぶんなじみやすくなるのです。一般に販売されている目薬の多くが、これに近い成分です。

ではアポラクトフェリンを加えるとどうなるでしょう。右の写真のように、眼球全体になじみ、潤いが広がりやすくなりました。もともとタンパク質には水の表面張力を下げる働きがあるので、その効果が大きく出るのです。

現在、世界的に増え続けているドライアイの改善に、アポラクトフェリンの利用が期待されているのはこのためです。

ドライアイの原因としてよく挙げられるのは、環境要因です。たとえば、現在、国境を越えた環境問題であるＰＭ2.5は眼に障害を与えます。また生活の中に浸透したパソコンのモニターや携帯画面、テレビ画面などを長時間、凝視し続けると、まばたきが減少して涙の量が減ります。通常、まだたきの回数は1分間に20回程度ですが、何かを凝視すると半分以下に減るのです。

スマホなどの画面から発せられる特定の波長の光が、眼の焦点を合わせづらくし、そのため眼が疲れやすくなるという指摘もあります。エアコンの効いた室内では、やはり眼が乾きやすくなります。日常生活のストレスが強いと、さらに眼が乾くという研究もあります。

ドライアイは、加齢によっても起こります。60歳になると、20歳の頃と比べて涙の量が40％ほど減るという研究報告があるのです。

図15 涙を増やし、眼球を守るアポラクトフェリン

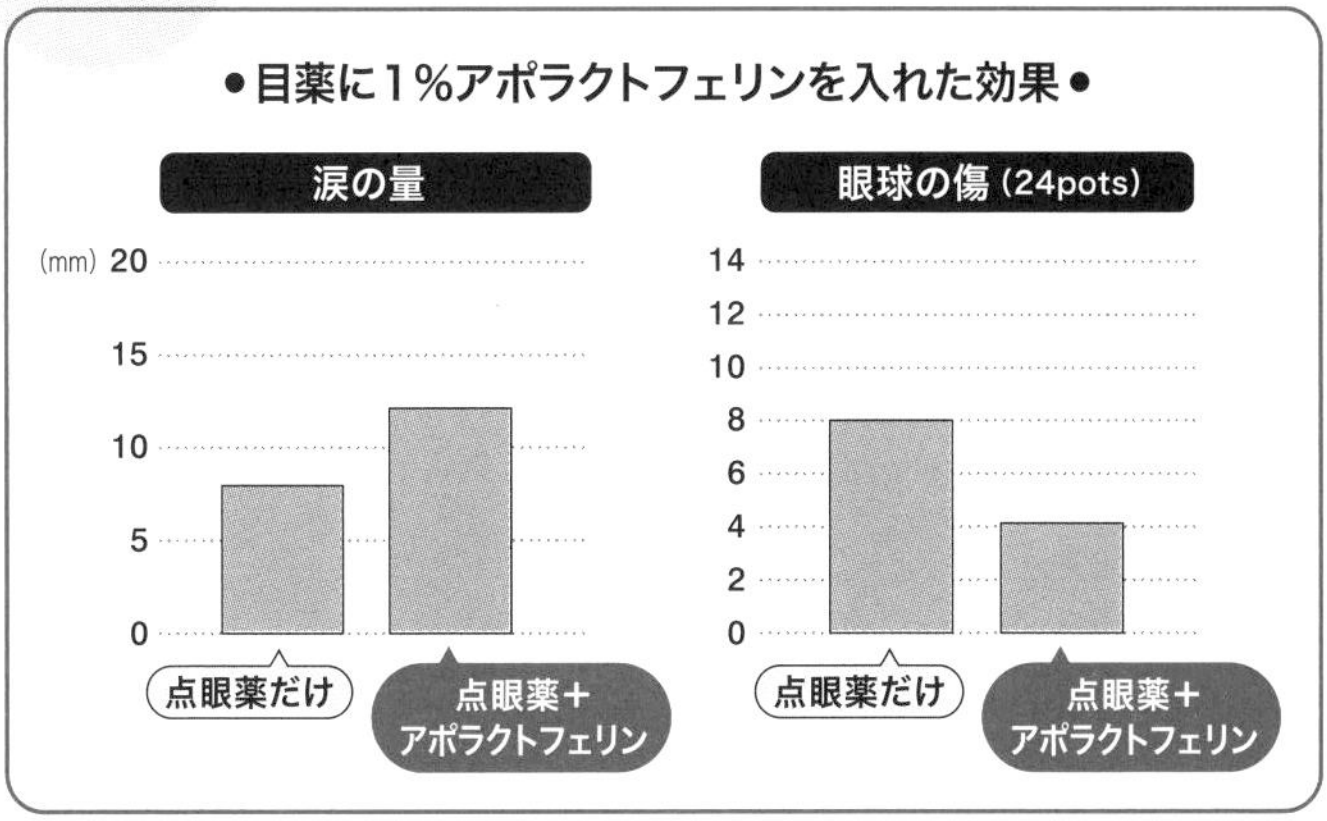

このようなとき、アポラクトフェリンを点眼すれば、潤いを回復することができます。アポラクトフェリンのドライアイに対する効果については、眼科医と協力して行った研究でも認められています。角膜の保護に役立つことも確認できました（図15参照）。

アポラクトフェリンには強い抗菌作用もあるので、点眼剤の他、コンタクトレンズの洗浄剤への添加も考えられます。

さらに、アポラクトフェリンは本来鉄を結合しているポケットが空いているので、鉄以外の金属イオンを新たに結合させるこ

とができます。

私たちはドライアイに効果があるセレンをアポラクトフェリンに結合させることに成功しました。セレンを結合したアポラクトフェリンは、抗酸化・抗炎症作用を促進します。また、涙腺を外科的に除去したときに誘発された角膜における酸化ストレスも抑制します。近年はこのセレンの代わりにマンガンを結合させた効果が盛んに調べられています。

このマンガンラクトフェリンは抗菌能力を高め、免疫力向上が図られることが明らかになりました。今後はアポラクトフェリンにいろいろな金属を結合させた場合の生体作用が研究される予定です。

アポラクトフェリンの副作用

アポラクトフェリンは、もともと人間の体内にも存在する天然由来の物質です。したがって、副作用はありません。

鉄を取り込む性質があることから、貧血気味の人が摂取すると危険ではないか、と心配される方がいました。たしかに、専門的な治療が必要な貧血症では、鉄と100%結合したホロラクトフェリンを処方することがあります。しかし、アポラクトフェリンを摂取したからといって、貧血症が悪化するという恐れはありません。

健康を保つために効果的なアポラクトフェリンの摂取量として、私たちが推奨しているのは、成人の場合で1日に100~300ミリグラムです。ここでは、とりあえず最大の300ミリグラムを摂取するとしましょう。

300ミリグラムのアポラクトフェリンが結合できる鉄の量は、身体の中にある鉄の10万分の1以下なのです。その程度の鉄が失われたとしても、人の健康にはまったく影響ありません。それどころか、近年の研究ではアポラクトフェリンは鉄欠乏性貧血に有効であることが証明されました。

鉄欠乏性貧血は現代人の私たちにとって身近な病気です。この治療には、鉄を補給するような薬やサプリメントが用いられますが、よく知られるように、これらの吸収率は10％にも達しません。その結果、吸収されなかった鉄は大腸に運ばれ、病原性大腸菌を増やし、腸炎や下痢を誘発します。

そこで、薬やサプリメントと一緒にアポラクトフェリンを摂ると、鉄の吸収を高め、早く治療効果が出ることが判明しました。その結果、副作用は弱まります。

ただし、細菌やウイルスにとってはたいへんな出来事です。なぜなら、細菌は一つひとつが、目の前にある鉄の分子1個だけで生きているからです。目の前にある鉄がなくなったら、その細菌は生きていけません。

細菌類はひじょうに小さく、大きさは平均1マイクロメーター（μm）程度です。ヒトの一般的な細胞の大きさは100マイクロメーターですから、ダメージがまったく違うのです。

私たちは、過剰摂取した場合の安全性についても動物実験を行いました。体重60キロの人がほぼ1か月にわたりアポラクトフェリンを毎日10 gずつ摂取する場合と同じ条件で行ったのですが、何の問題も生じませんでした。

通常のラクトフェリンとくらべアポラクトフェリンの殺菌効果が格段に強いとすれば、ヒトの細胞も傷つけるのではないか、と心配される方もいらっしゃいました。しかし、通常のラクトフェリンと同様、アポラクトフェリンがヒトの細胞（真核細胞）を攻撃することはありません。

大腸菌、サルモネラ菌、レジオネラ菌など、人体に悪影響を与える菌を「グラム陰性菌」と呼びますが、これらの菌類の表面にはリポポリサッカライド（リポ多糖：28ページ参照）と呼ばれる糖類が存在します。アポラクトフェリンは、このリポポリサッカライドを目標にしてグラム陰性菌を攻撃するのです。このため、リポポリサッカライドをもたないヒトの細胞を攻撃することはありません。

ただ1点、気をつけていただきたいことがあります。アポラクトフェリンは、牛乳にアレルギーのある方にはお勧めできません。製造過程で、どうしても牛乳のタンパク質が微量、残ってしまう恐れがあるためです。またアポラクトフェリンはタンパク質です。腎臓の病気でタンパク質の摂取制限を受けている方は、健康食品などとして摂取する場合は事前に医師に相談されることをお勧めします。

ただし、アレルギー症状の発生頻度は1・7％程度。現時点ではすべてが軽い下痢程度のもので、アナフィラキシー・ショックのような重篤な事例は1件もありません。ほぼ安全に摂取できると考えてよいでしょう。

3章

「アポラクトフェリン」で健康な身体を手に入れる

爆発的に増加している糖尿病患者

これまで1章、2章ではラクトフェリンやアポラクトフェリンには人を細菌やウイルスから守る効能があることを説明しました。いわば守備的な効用です。これからの3章と4章では、アポラクトフェリンを積極的に摂取することで、健康や美容に効果があることを説明します。

まず本章では、糖尿病などの生活習慣病に関係するAGEsという物質（後述で説明）と、その生成を抑えるアポラクトフェリンの作用について説明します。

食事、運動、睡眠、飲酒や喫煙など、日々の過ごし方や生活習慣によって発病し、または症状が悪化する病気をまとめて「生活習慣病」と呼びます。このような病気は、十分な食糧がなく、便利な乗り物もなかった頃の日本ではあまり見られなかったことから、「現代病」とも呼ばれていました。

最近の研究により、アポラクトフェリンにはそれらの病気の発症を予防する作用があることがわかってきました。

生活習慣病には、がん、脳血管障害、心臓病、高血圧、高脂血症などがありますが、代表と言えば、やはり糖尿病でしょう。

近年、日本では糖尿病が増加の一途をたどっています。1950年頃には、日本の糖尿病患者数は、予備軍を含めても3000人程度と見られていました。ところが、2017年の厚生労働省の報告では、患者数は328・9万人で、前回調査の2014年から12・3万人増えて過去最多になっています。この数字は今後ますます大きくなっていくことが予測されています。

糖尿病は、食事で摂った糖が体内でうまく吸収されず、血液中から減っていかない病気です。通常、血液中の糖は、膵臓から分泌されるインスリンというホルモンの働きにより、全身の細胞にエネルギー源として送り込まれます。ところが、何らかの原因でインスリンの分泌が減ったり、働きが悪くなったりすると、糖を細胞に送り込むことができず、血糖値が上がってしまうのです。

糖尿病には大きく分けて三つのタイプがあります。Ⅰ型糖尿病、Ⅱ型糖尿病、そして遺伝子異常・他の病気や薬が原因で発症する糖尿病です。

Ⅰ型糖尿病は、インスリンをつくる膵臓のベータ細胞が働かなくなって起こるタイプで、「インスリン依存型糖尿病」とも呼ばれます。日本人の糖尿病では1％程度です。

これに対しⅡ型糖尿病は、体内のインスリンの量が減ったり、肝臓や筋肉などでインスリンが働かなくなったりするタイプで、「インスリン抵抗性糖尿病」とも呼ばれます。糖尿病のほとんどはこのタイプです。

最後に、遺伝的な要因で発病する糖尿病、肝臓、脾臓の病気や感染症によって発病する糖尿病、ステロイドホルモンや免疫抑制剤などの薬が原因で発症する糖尿病があります。

糖尿病の合併症を引き起こすAGEs

糖尿病を発症したからといって、それだけですぐ致命的な障害が生じるわけではありません。健康な人でも食事をすれば血糖値は急上昇します。しかし糖尿病患者の場合は、その血糖値が高い状態が続いて、さまざまな合併症を誘発するのです。「糖尿病は血管病」と言われるように、合併症には血管に関連するものが多いのですが、とくに発症率が高く、症状の重いものを「3大合併症」と呼びます。①糖尿病性網膜症／②糖尿病性腎症／③糖尿病性神経障害です。それぞれもう少し詳しく説明しましょう。

まず①の糖尿病性網膜症は、日本人の失明原因の第2位ともなっています。糖尿病は眼全体に悪い影響を及ぼしますが、なかでも深刻な症状を起こす部位が網膜です。糖尿病性網膜症では、硝子体出血、網膜剥離、黄斑浮腫が数年から数十年かけて進行し、最悪の場合、失明に至ります。

②の糖尿病性腎症も時間をかけて進行します。長い間、糖尿病を患っていると、腎臓にある毛細血管の塊である糸球体に障害が発生します（細小血管障害）。糸球体は血液を濾過する重要な役割を担っているため、ここに障害が発生すると、身体の老廃物を濾すことができず、尿をつくれなくなってしまうのです。現在、新たに人工透析を行う人の約40%が糖尿病性腎症の患者です。

③の糖尿病性神経障害は、3大合併症のなかでもっとも早い時期に発症します。糖尿病で、手先や足先に痛みや異常な感覚があり、アキレス腱を触ったときに両脚とも反応がない場合、この糖尿病性神経障害を疑います。症状が進むと、足の指先などが壊死を起こし、最悪、切断を余儀なくされるケースも出てきます。

その他、起立性低血圧（立ちくらみ）や勃起障害などを生じることもあります。

＊　＊

これらの恐ろしい糖尿病の合併症を促す物質として知られるようになったのが「A

図16 糖尿病の合併症を促す「AGEs」とは?

タンパク質（アミノ酸）と糖（還元糖）が反応してできた黄褐色の物質のこと。AGEsの$\frac{1}{3}$〜$\frac{1}{4}$が食品として体外から摂取され、そのうち6〜7%が体内に蓄積される。

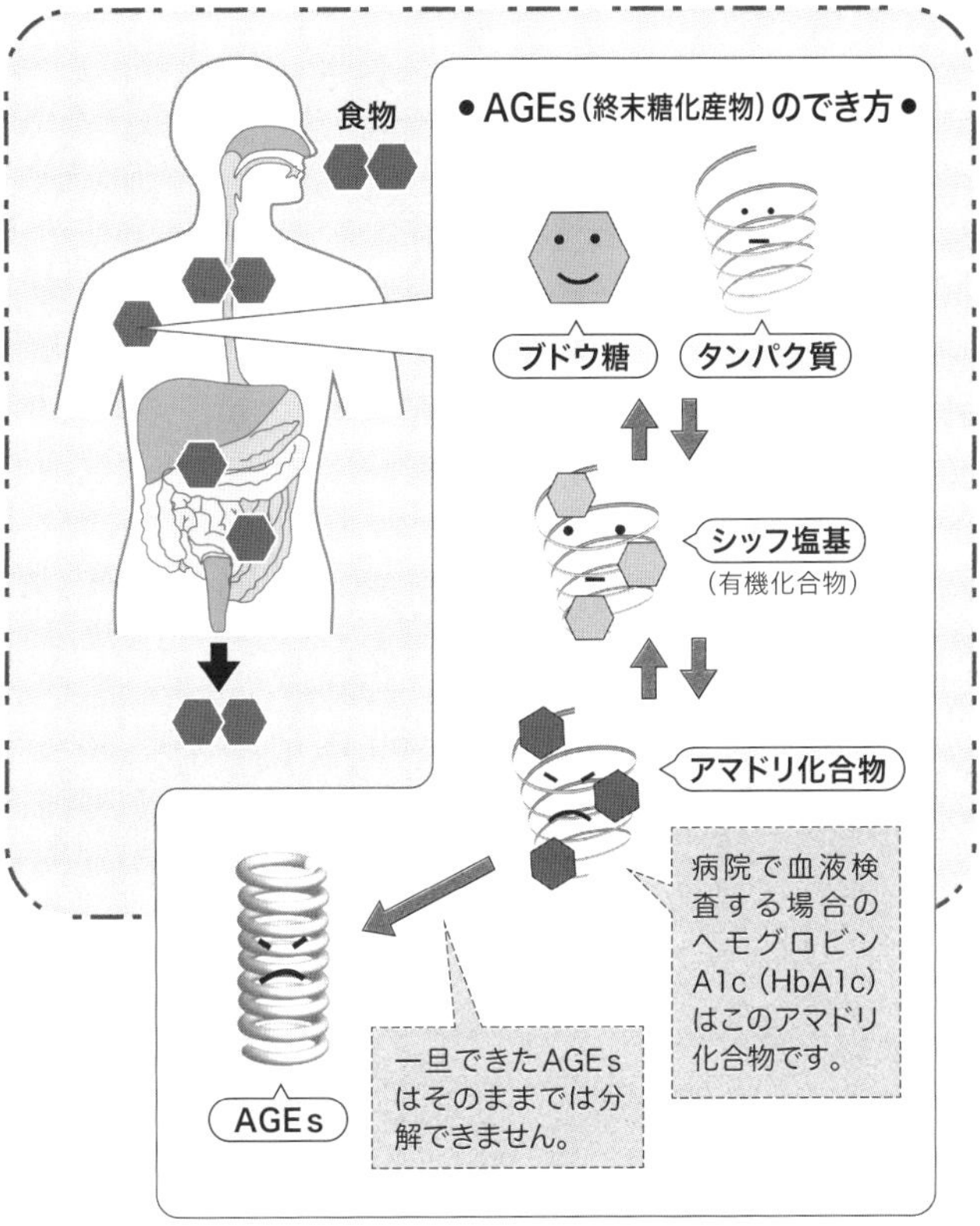

GEs」という物質です。

英語のつづりだけを見ると「年齢」に関係するものかと思われるかもしれません。しかし、AGEsはAdvanced Glycation End Productsの略で、日本語では「終末糖化産物」と呼ばれます（前ページ図16参照）。

体内で血糖値が高い状態が続くと、変性したブドウ糖が増えてタンパク質とくっつきやすくなります。この糖とタンパク質が結合した物質の総称がAGEsです。

そもそも人間の身体の中には多くの種類の糖分があります。タンパク質にも多くの種類があるので、それらが結びついたAGEsには、数えきれないほどの種類があります。

AGEsは、健康な人の体内にも少なからず存在し、その蓄積量は年齢とともに増加します。しかし糖尿病を患うと、血液の中で糖分が高い状態が長く続くため、健康な人よりはるかに多くのAGEsがつくられることになります。

糖尿病の診断、とくに血糖コントロールで欠かすことのできない臨床検査値となっているヘモグロビンＡ１ｃ（ＨｂＡ１ｃ）も、じつはＡＧＥｓの仲間です。つまりＡＧＥｓは、糖尿病の悪化の程度を知るための指標だったのですが、最近になり、合併症を引き起こす原因物質であることがわかってきたのです。

網膜症にみるＡＧＥｓと合併症の関係

ＡＧＥｓは、日常の食生活のなかでも、ごく頻繁に体内に取り込まれています。食品を加工する過程で、糖とタンパク質（またはアミノ酸）が反応し、ＡＧＥｓが生じるからです。体内にあるＡＧＥｓの４分の１～３分の１が体外、つまり食品から摂取されます。

ＡＧＥｓは、身近な食品ではパン、ビスケット、味噌、醤油、ビール、ココア、ワインなどに含まれ、茶褐色の色の素になっている成分の一つです。旨みの素でもあり、キャラメルやソースの色づけ、風味づけにも使われています。

ちなみに私たちは、ＡＧＥｓを取り除いた食材（たとえば豆乳や醤油）の開発に取り組んだことがあります。しかし、ＡＧＥｓをまったく含まない食材は風味も色合いも悪く、かえって商品価値を落とす結果となってしまいました。

国内外の研究を見ると、食事由来のＡＧＥｓのうち、６〜７％が体内に蓄積されます。といって食事由来のＡＧＥｓのすべてが合併症や血管障害を促すわけではありません。ＡＧＥｓのなかには、栄養素や抗酸化物質として有用な「善玉」もあります。たとえば、味噌や醤油に含まれるメラノイジンという物質には、病気になりにくくする抗酸化作用や抗変異原性作用があります。

しかし、「悪玉」のＡＧＥｓ（toxic AGEs）には、生体の細胞を殺す作用があります。本章では、この悪玉ＡＧＥｓを前提として話を進めることにします。

＊　＊

まず私たちは、生体細胞をＡＧＥｓと混ぜて、まる１日、培養する実験を行いました。その結果、すべての細胞が死滅したのです。

図17 損傷細胞をカバーするために新しくできた「血管新生」(右側の*部分)

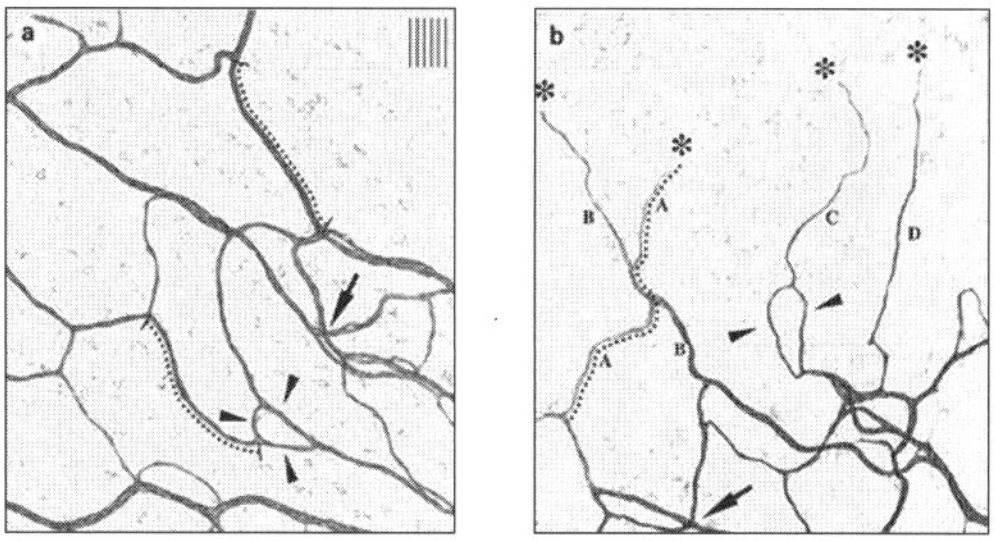

通常のラクトフェリンにはなく、アポラクトフェリンだけにある効果〜血管新生

AGEsの前段階である糖とタンパク質を混ぜても、細胞を殺すようなことはありません。ところが、ひとたびAGEsが合成されると、生体にとんでもない悪影響を及ぼすのです。

AGEsと合併症との関係を、網膜症を例にとって見てみましょう。

AGEsが眼の中に増えると、網膜の後ろにある周皮細胞がダメージを受けて、大幅に減少します。周皮細胞は網膜の働きをコントロールする組織なので、この細胞が減ると網膜に酸素や栄養が行き届かなくなります。行き届かなくなった酸素や栄養をカバーするため、網膜の中に新しい血管がどんどん増えます。これが「血管新生」と呼ばれる現象です（前ページ図17参照）。

ところが、血管新生が進むと、視力が低下したり、焦点が合わなくなったりします。余分な血管が生じることにより、網膜がめくれ上がったような状態になるからです。これが糖尿病性網膜症です。

一方、糖尿病性腎症は、活性酸素などが原因で腎臓に炎症が起こり、腎臓の細胞が大量に死滅することで発症します。このとき、炎症が起こる要因として関わっているのがＡＧＥｓの増加です。そして、炎症が起こることでさらにＡＧＥｓが蓄積される、という悪循環に陥ってしまうのです。

高血圧の原因にもＡＧＥｓが関わっている

ＡＧＥｓが糖尿病の合併症を引き起こす要因であることは、学会では定説となっています。では、他の生活習慣病、たとえば高血圧や高脂血症、心・脳血管障害などとの関連はどうでしょう。やはりＡＧＥｓが原因になるのでしょうか。

答えは「イエス」です。ＡＧＥｓが血管障害に関係していることが、さまざまな実験から明らかになっているからです。

ＡＧＥｓが増えると血管が傷つくのか、あるいは血管が傷つくからＡＧＥｓが集まってくるのか、その因果関係については二つの説があり、研究者の間でも意見が分かれています。どちらが正しいのかはまだわかりません。どちらも正しい可能性もあります。

いずれにせよ現時点で言えるのは、血管が傷ついたときにはＡＧＥｓが増えているということです。そして、ＡＧＥｓが増えると血管の炎症が起こりやすくなるのです。ＡＧＥｓが血管壁に貼りついて凝固すると、べたべたした被膜のようになり、血管の柔軟性が失われます。血管壁が盛り上がって血流を妨げることもあります。つまり、高血圧になりやすい条件がそろってしまうのです。

高血圧とは、血液が血管の中を通るときに通りにくかったり、血管が硬くなって血管にかかる圧力（押す力）が大きくなり過ぎた状態を言います。

血管に大きな圧力がかかるのは、心臓が縮まって、血液を押し出す瞬間です（収縮期血圧）。健康な血管であれば、自然に拡張してたくさんの血液を流そうとします。ところが、血流を妨げるものがあったり、血管が硬くなっていたりすると、広がることができず、大きな圧力がかかります。

もちろん、高血圧の原因はＡＧＥｓだけではありません。遺伝的な要因もあるし、生活習慣に起因する場合もあります。よく知られるように食塩の摂り過ぎや肥満、過度の飲酒、喫煙、運動不足なども原因となります。しかし、間違いなくＡＧＥｓも関係しています。

日本では現在、高血圧患者数は約４３００万人にものぼります（日本高血圧学会：２０１９年）。「ちょっと血圧が高いくらい、たいしたことではない」と考えて、治療を受けていない人もたくさんいます。

しかし、高血圧をそのままにしておくと、血管はさらに硬くなっていきます。動脈硬化です。さらに心臓にも常に大きな負担がかかります。最悪の場合、脳や心臓の血管が破れて、重篤な症状に陥る恐れもあるのです。

結局、「死の三重奏」すべてにAGEsが深く関わる

生活習慣病に関して、「死の三重奏」という言葉をご存じでしょうか。いかにも恐ろしげな響きですが、俗に言う「メタボリック・シンドローム」のことです。糖尿病、高血圧、高脂血症の三つがそろうと、脳卒中や心筋梗塞の恐れが格段に高まるのです。最近では、肥満を加えて「死の四重奏」と呼ぶこともあります。

糖尿病と高血圧にAGEsが深く関わっていることはすでにお話ししました。では、高脂血症はどうでしょう。

「高脂血症」とは、血液中にある脂肪分のコレステロールや中性脂肪（血液検査では

「トリグリセリド：ＴＧ」といいます）が多い病気です。この病気が進むと、脂肪分が血管の内側にたまって、血液の流れを悪くすると同時に、血管を硬くしてしまいます。

高脂血症には三つのタイプがあります。コレステロールが高い場合（高コレステロール血症）、中性脂肪が高い場合（高中性脂肪血症）、そしてコレステロールと中性脂肪の両方が高い場合（高コレステロール・高中性脂肪血症）です。

最終的にはどのタイプでも動脈硬化の原因となるので、危険であることは同じです。そして、どのタイプにもＡＧＥｓが関わっています。

血液中に溶け込んだコレステロールや中性脂肪などの脂質は、血管の壁を通して肝臓や腎臓との間でやりとりされています。過剰な脂質などが排除されることで、血液中の成分はつねに調整されているわけです（図18参照）。

ところが、血管壁にＡＧＥｓの被膜ができると、脂質のやりとりができなくなります。その結果、血液中の脂質が増えてしまうのです。こうした状態が高脂血症です。

図18 血液中に溶け込んだ脂質は肝臓などでやりとりされる

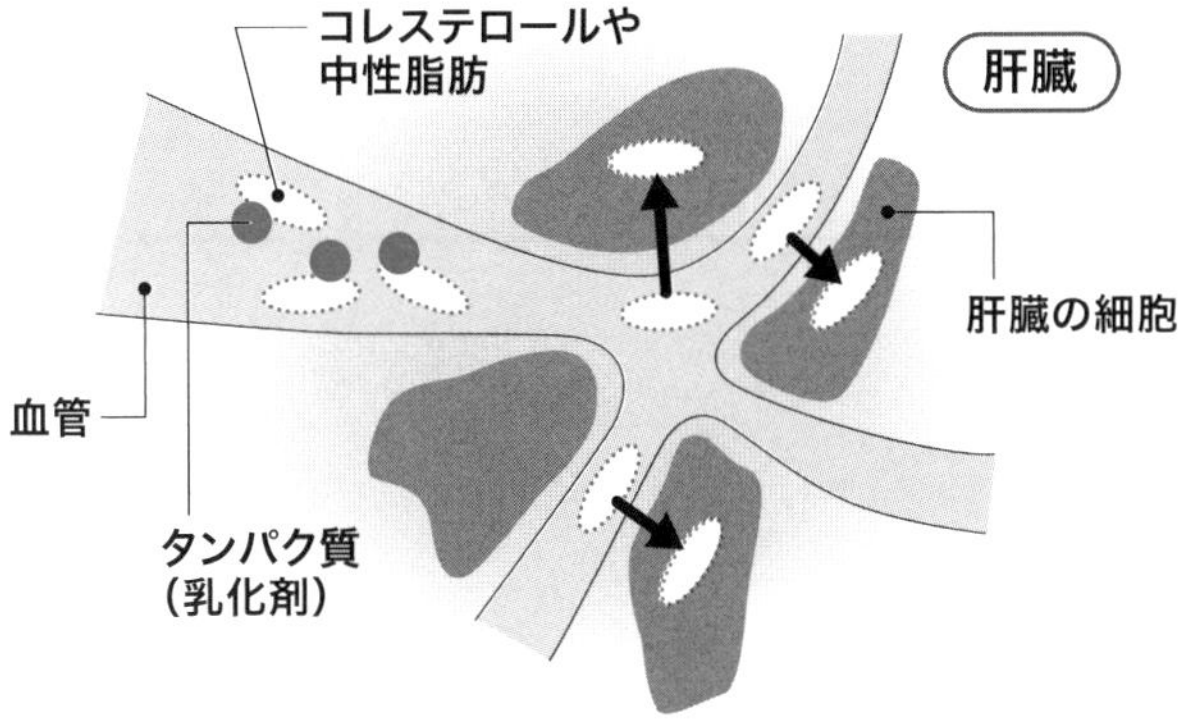

現在、日本人の死因の第1位は悪性腫瘍、つまり「がん」です。第2位は心筋梗塞や狭心症などの心臓疾患、第3位は脳梗塞や脳出血などの脳血管障害です。2位と3位を合わせると死因の30%以上を占め、第1位のがんを凌ぎます。まさに私たちの生命に関わる恐ろしい病気ですが、高脂血症はこの二つの要因ともなっています。

2位の心臓疾患には、生まれつき心房や血管に異常があるため発症する先天性の病気もあります。しかし近年では、高血圧や動脈硬化、高脂血症などの生活習慣病が引き金となって起こる血管障害が急速に増えているのです。

心臓の血管障害には、狭心症、心筋梗塞、心臓弁膜症などがありますが、すべての原因が解明されているわけではありません。たとえば、狭心症は心臓の筋肉に一時的に血液が巡らなくなる病気です。発作が起きると心臓に酸素が送られなくなるため、胸が締め付けられるような痛みが数分間、続きます。ニトログリセリンなどの硝酸薬がよく効きますが、発作の原因ははっきりわかっていません。先天的なものもあると考えられます。

一方、心筋梗塞では、動脈の血流が滞る結果、心臓に十分な血液が届かず、心臓の筋肉の一部が死んでしまいます。狭心症より強い痛みが数時間も続き、ニトログリセリンもほとんど効きません。この病気には、高脂血症が関係すると考えられています。

3位の脳の血管障害では、脳の血管が詰まったり、破れたりして、脳の細胞に酸素や栄養が届かなくなり、脳細胞が死んでしまう脳卒中が代表的です。脳細胞は、一度、死んでしまうと再生されないので、脳卒中が起きる場所によっては運動障害、言語障害、記憶障害など身体に障害が残ることもあります。

いわゆる「脳卒中」は、脳梗塞、脳出血、くも膜下出血などの総称です。脳梗塞は、脳の太い血管や細い血管が詰まる病気で、脳卒中で死亡するケースの約6割を占めます。一方、脳出血は、脳の中の細い血管が破れて出血する病気で、動脈硬化や高血圧が原因と考えられています。

私たちの生命を脅かす恐ろしい心・脳血管障害、その多くが高血圧や動脈硬化、高脂血症と関係しているのです。ここでも、ＡＧＥｓが深く関わっているということです。

予防には適度な運動と食事が大事

糖尿病や高血圧といった生活習慣病の予防と治療には、運動と食事が大事になってきます。

運動といっても、激しい運動ではありません。効果的なのは「有酸素運動」、つまり、筋肉に酸素を補給しながら、長時間、続けられる運動です。ウォーキングやジョギング、サイクリング、水泳、水中ウォーキング、ダンス、エアロビクスなどです。

しかし、かならずしもスポーツセンターに通ったり、服装を着替えたり、時間と場所を決めて行う必要はありません。1日に30分から1時間程度、速足の散歩をするだけでも十分です。散歩がむずかしいなら、家事や仕事の片手間に、ちょっと歩いたり、階段を昇ったりする程度でも大丈夫です。〝意識して〟運動することが重要です。

「運動」イコール「身体を動かすこと」程度に考え、毎日の習慣にしましょう。続けるためには、運動日誌をつけたり、家族や友人に運動宣言するのも効果的です。

ところで、運動をすると、なぜ生活習慣病の予防に役立つのでしょうか。

適度な運動にはさまざまな効果があります。身体を動かすと、たくさんのエネルギーが消費されます。体内にたまっていた余分な糖質や脂肪が費やされ、減少するのです。その結果、高血糖や高血圧、高脂血症といった症状が改善されます。また、血行がよくなり、代謝が向上することで、身体機能が全般的に活性化します。筋力や体力がつくと、生活習慣病にかかりにくいこともわかっています。

もう一つ忘れてはならないのは、運動をすると糖の代謝が上がります。糖尿病の治療に運動療法が不可欠なのはそのためです。そして、糖の代謝はAGEsの減少にも役立つのです。

何度も申し上げましたが、AGEsは糖とタンパク質が結合してできる物質です。運動によって糖が消費されれば、タンパク質がいくらあっても結びつくことはできません。つまり、身体のなかでつくられるAGEsが減少するのです。

一方の食事ですが、医師から特別に制限されていないかぎり、多彩な食材を食べるようにしましょう。ただし、生活習慣病を予防するには、量が問題です。食べ過ぎは肥満に直結しますから、過食にならないよう、いつも気をつけておかなければなりません。

自分の食事が自分の生活様式に合っているかどうかを知るためには、1週間のうち、

3日程度の食事と副食の内容を記録してみましょう。インターネット上には多くのカロリー計算ソフトがありますので、それらを利用して過不足を知ることができます。インターネットが使えない場合は、病院の栄養士さんに相談してみましょう。適切な助言を受けられるはずです。

流行の「糖質オフ・ダイエット」は要注意！

メタボリック・シンドロームが怖いから、あるいは太りたくないからといって、過度なダイエットに取り組むのはたいへん危険です。最近、何かと耳にする「糖質オフ」も要注意です。

糖尿病の患者さんが医師の指導のもとに糖質オフの生活を送るのは、治療の一環です。体重を気にする一般の人が「糖質オフ」のビールを飲んだとしても、その程度なら問題ないでしょう。

しかし、健康のためとはいえ、糖尿病ではない人が、医師の指導もなく、ご飯やパン、イモ類など、糖質の多い食材をすべて排除する「糖質オフ・ダイエット」を行ってはいけません。

もう10年以上も前のことですが、ギリシャで糖質オフ・ダイエットが流行したことがありました。同じ頃、北方のスウェーデンでも流行りました。世界的な「糖質オフ・ブーム」の最初の波がこの2国に押し寄せたのです。

ギリシャを含む地球海沿岸地域は、気候に恵まれていることもあり、食生活が豊かです。油断すれば太りやすい土壌があるということです。一方、スウェーデン人は、オランダ人と並んで体格がいいことで知られています。どちらの国でも、健康で長生きするためには「このままではいけない」という意識が高まり、多くの人が糖質オフのダイエットに走ったのかもしれません。

ところが、実際に統計をとってみたらどうでしょう。国民全体の死亡率が逆に上がってしまったのです。ギリシャでは22％、スウェーデンでは6％も上昇しました（図

図19 糖質制限による死亡率の上昇
（ギリシャとスウェーデンの例）

•糖質制限ー高タンパク質食の長期摂取試験•

実施国	対象	観察期間	糖質制限による死亡率の増加	高タンパク質による死亡率の増加
ギリシャ	28572名（男女）	4.9年	糖質制限ー高タンパク質群では22%	
スウェーデン	42237名（女）	12年	6%	2%

（出典）Trichopoulou A., et al., Low-carbohydrate-high-protein diet and long-term survival in a general population cohort. Eur J Clin Nutr 61, 575-581, 2007.
Lagiou P., et al., Low carbohydrate-high protein diet and mortality in a cohort of Swedish women. J Inter Med 261, 366-374, 2007.

19参照）。

糖質は、肥満や糖尿病の原因として忌み嫌われがちですが、身体にとっては大切なエネルギー源です。とくに脳にとっては唯一のエネルギー源です（ただし、ブドウ糖を使えないという非常事態に利用されるケトン体［脂肪の分解物］は別）。もし糖質が極端に不足して低血糖状態になると、発作が起きて意識が混濁することもあります。また、エネルギー不足が続くことで、脳卒中や心筋梗塞が起こる恐れもあります。

もちろん、糖質を制限すればＡＧＥｓの

生成を減らすことができますが、脳や心臓など重要な器官に悪影響を及ぼす危険も高まるのです。糖の摂取量は、多すぎても、少なすぎてもいけないのです。

糖質オフ・ダイエットは、かならず医師の指導の下、体質に合わせて行うべきでしょう。

アポラクトフェリンを摂取すればＡＧＥｓの生成を防ぎ、健康になれる

病気とＡＧＥｓの関係がさかんに研究され始めたのは、30年以上も前のことです。注目されたきっかけは、ＡＧＥｓが糖尿病の合併症やがん、アルツハイマー病、パーキンソン病などの発症と関連しているからでした（次ページ図20参照）。

ＡＧＥｓ自体については、さらに昔、今から１００年も前に発見されていたのですが、その当時、多くの研究者たちを悩ませる現象がありました。ＡＧＥｓを取り出してみると、いつも謎のタンパク質がくっついていたのです。

図20 AGEsが関連するといわれている病気

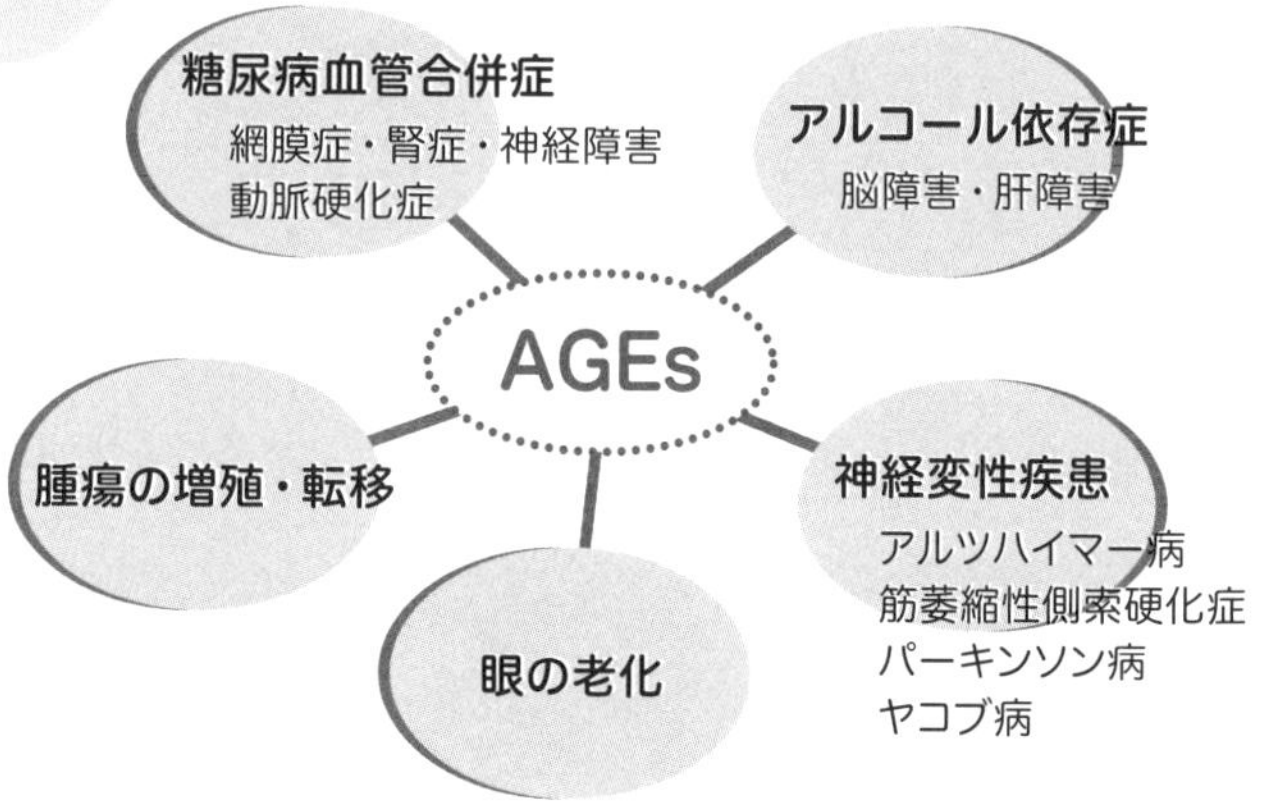

図21 腸の中でAGEsをつかまえる実験結果（吸着曲線）

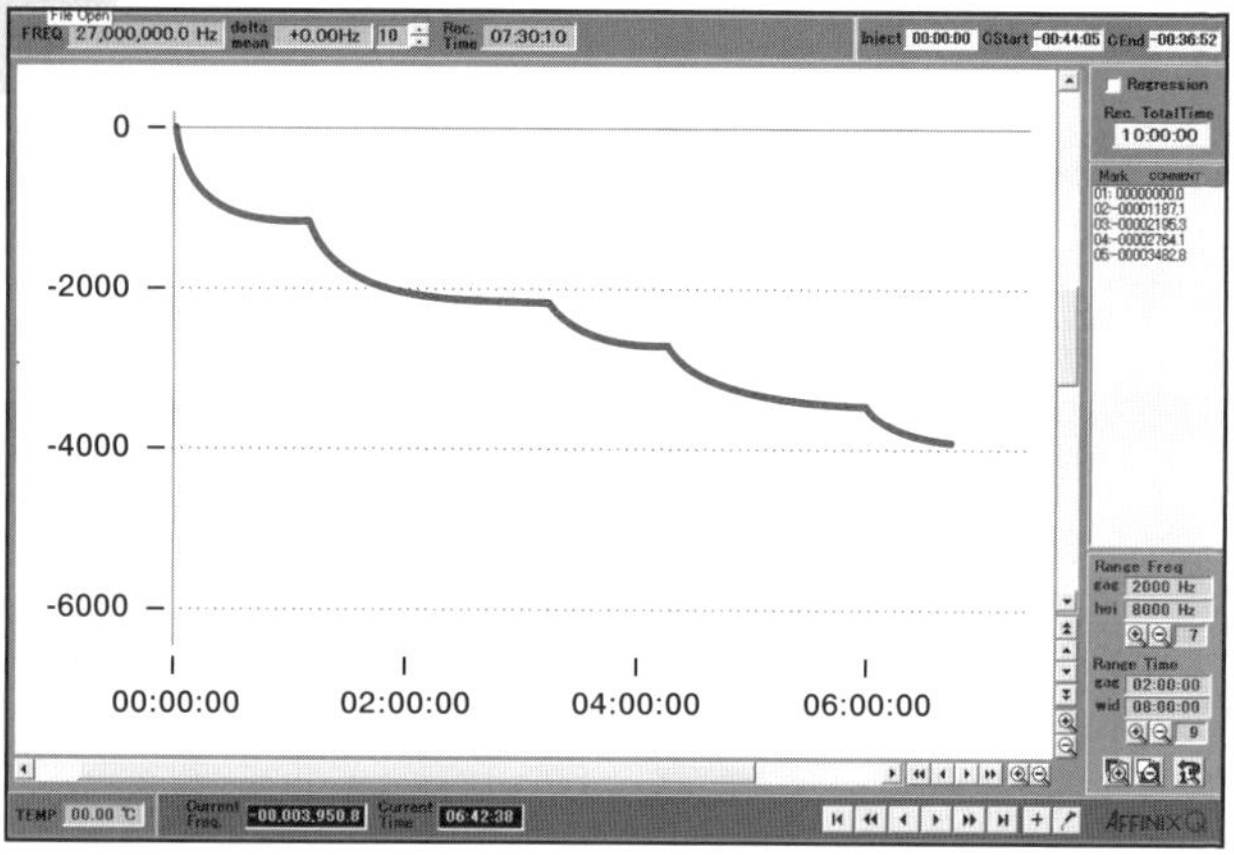

そのタンパク質こそ、ラクトフェリンでした。それも鉄と結合していないアポ型ラクトフェリンだったのです。

これまで述べてきたように、ラクトフェリンには何にでも結合するという性質があります。鉄にもくっつくし、花粉にもくっつきます。それだけではありません。AGEsと結合する作用もあり、その能力は、なんと自然界で最大だったのです。

図21を見てください。普通の食事と一緒にアポラクトフェリンを摂取すると、腸の中でAGEsをつかまえることを試験管の中で再現した実験結果です。右側に曲線が下がるほどAGEsとアポラクトフェリンが結合したことを示しています。

アポラクトフェリンには、鉄の分子をつかまえるアミノ酸の輪、つまり「ポケット」が二つあります。このポケットはAGEsとの結合にも使われるのです。

アポラクトフェリンとAGEsの結合のメカニズムや構造は、通常のラクトフェリンと同じです。ところが、鉄やAGEsとの結合力は、アポラクトフェリンのほうが上回っています。X線構造解析という実験を行った結果、鉄と結合したラクトフェリンと、鉄をもたないアポラクトフェリンとでは、三次元構造（形）が異なるという報告がありました。ラクトフェリンとアポラクトフェリンの結合力の違いも、そうした三次元構造の違いによるものではないかと思われます。

アポラクトフェリンと結合したＡＧＥｓは、腸から吸収されることなく、排泄されます。したがって、日常的にアポラクトフェリンを摂取すれば、食事由来のＡＧＥｓの身体への蓄積を確実に減らすことができるというわけです。

このことから、アポラクトフェリンを利用してＡＧＥｓの生成を妨げ、生活習慣病の予防に役立てようという研究が、世界各地で進んでいます。

今はまだ動物実験の段階ですが、ネズミにアポラクトフェリンを添加した餌を食べさせると、ＭＣＰ－１（単球走化性活性化因子：Monocyte Chemotactic Protein-1）という指標が下がることも確認されています（図22参照）。ＭＣＰ－１は、血管の炎症を示す指標です。

この実験では、ネズミに１か月にわたってＡＧＥｓを摂取させせました。すると、Ｍ

図22 アポラクトフェリンは血管の炎症を抑える

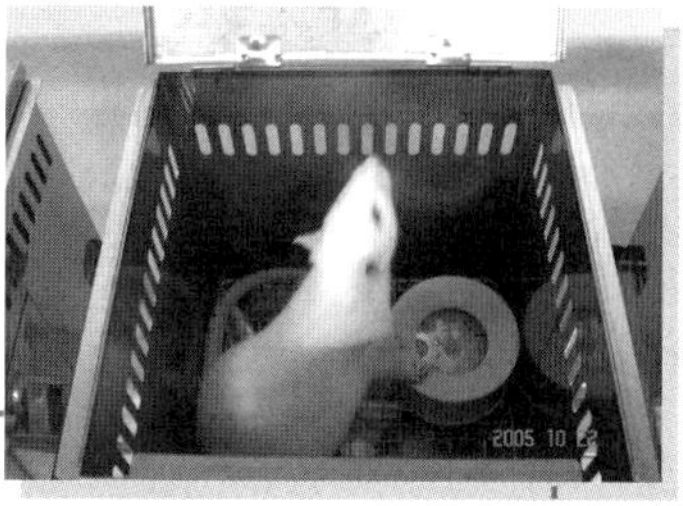

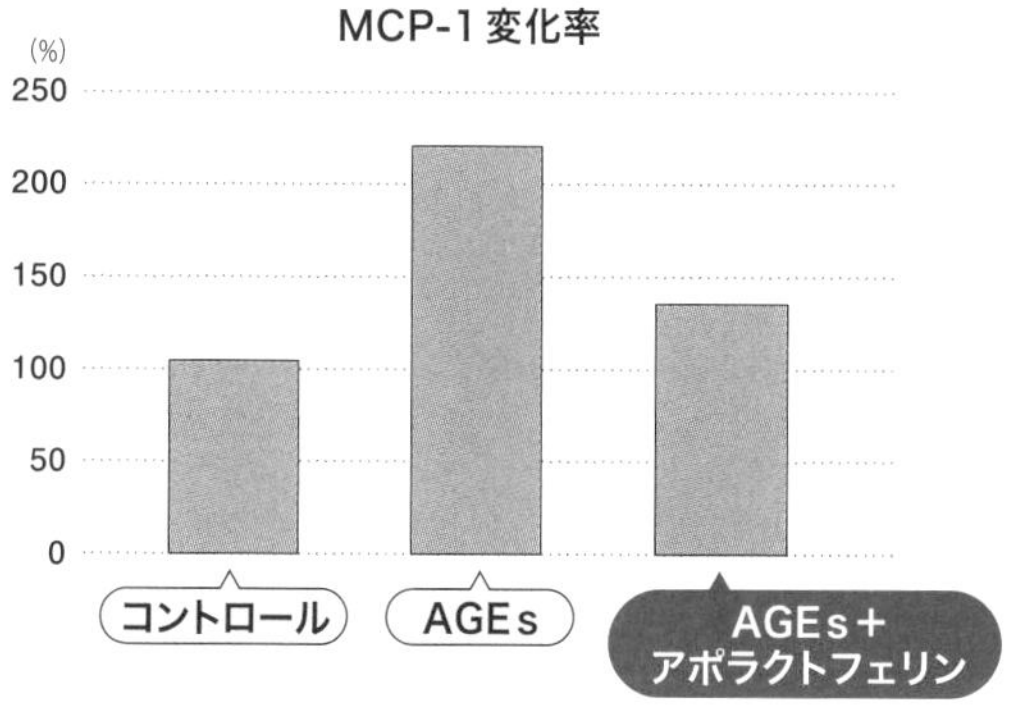

ラットに14日間、AGEsを食べさせると血管障害の指標であるMCP-1（単球走化性活性化因子）が2倍以上に増えるが、アポラクトフェリンを同時に食べさせるとその増加は3分の1以下になった。

アポラクトフェリンを食事と一緒に食べると血管の障害を防ぐことができる。

CP-1が2倍以上に増加しました。しかし、AGEsの摂取と併せてアポラクトフェリンを投与すると、MCP-1を3分の1以下に抑えられたのです。アポラクトフェリンには血管の炎症を抑える効果があるということです。

私たちは、人間を対象とした大規模な調査も行いました。現時点で統計的な有意差は出ていませんが、やはりアポラクトフェリンを摂取した人たちのほうが、AGEsが減る傾向にあることを確認できました。

アポラクトフェリンの摂取は食事と一緒に

最近では、AGEsが皮膚などの老化現象を引き起こす原因物質であることもわかってきました。

たとえば、皮膚の下に蓄積したAGEsは、血管の内部に炎症を起こさせ、血行を阻害するだけでなく、皮膚への栄養補給を妨げます。また、皮膚自体に炎症を起こさせ、老廃物を蓄積する作用もあります。

ただし、体内にＡＧＥｓが多いからといって、かならずしも糖尿病性の血管合併症を発症したり、老化が進んだりするわけではありません。いろいろな研究からわかってきたのですが、ＡＧＥｓに弱い人（抵抗性がない人）がいる一方で、ＡＧＥｓに強い人（抵抗性がある人）もいるのです。こうした点については、現在、世界的にさらなる研究が進められています。

「善玉」「悪玉」の問題もあります。すでに述べたように、ＡＧＥｓには善玉と悪玉があり、善玉であれば人体に悪影響はないと考えられてきました。

しかし最近になり、善玉のＡＧＥｓであっても大量に摂取すると体内で悪玉に変化する可能性が指摘されています。私たちの実験でも、「善玉」ＡＧＥｓを摂り過ぎると、体内のＭＣＰ‐１が増加することがわかりました。血管の炎症が起こりやすくなるということです。

時間の経過とともに、善玉が悪玉に変化する可能性もあります。たとえば、醤油は

ＡＧＥｓを多量に含んでいます。新鮮な醤油は透明で赤味を帯びていますが、古くなると茶色に濁ってきます。まさにＡＧＥｓの色です。発酵が進み過ぎると色も風味も強すぎて、腐ったようになってしまうのです。

ＡＧＥｓの働きは単純ではありません。しかし、食事由来のＡＧＥｓを少しでも減らすことができれば、糖尿病の合併症対策や老化防止策として有効であることは間違いないでしょう。

食事と一緒にアポラクトフェリンを摂取すれば、ＡＧＥｓの体内への吸収を確実に減らすことができます。また、日常的にアポラクトフェリンを摂取していれば、体内でのＡＧＥｓの生成を邪魔する働きをする（生成阻害）こと、さらに、できてしまったＡＧＥｓを破壊する作用がある（開裂作用）こともわかってきました。体内のＡＧＥｓ削減にアポラクトフェリンはとても有効です。

4章

美肌と速効ダイエットで20歳若返ろう！

アポラクトフェリンは美肌づくりにも最適

3章ではアポラクトフェリンに生活習慣病や老化現象を引き起こすAGEsの生成を防ぐ作用があることを述べました。この章では、美容・ダイエットなど女性に多い悩みの解消に役立つ話に焦点を当てながら、ひき続きアンチエイジング効果についてお話ししましょう。

アポラクトフェリンは強い抗菌作用を有するので、直接、肌に塗ることにより、皮膚カンジダ症やニキビなど、菌類が原因となって起こる炎症を鎮めることができます。また食物中の糖や脂肪の分解を抑えることから、ダイエット効果も期待できます。多くの女性の悩みの種となっている冷え性を改善する効果もあります。もちろん、老化促進物質であるAGEsの生成を阻害することにより、肌の老化も防げます。

＊　＊

図23 ニキビが発症するしくみ

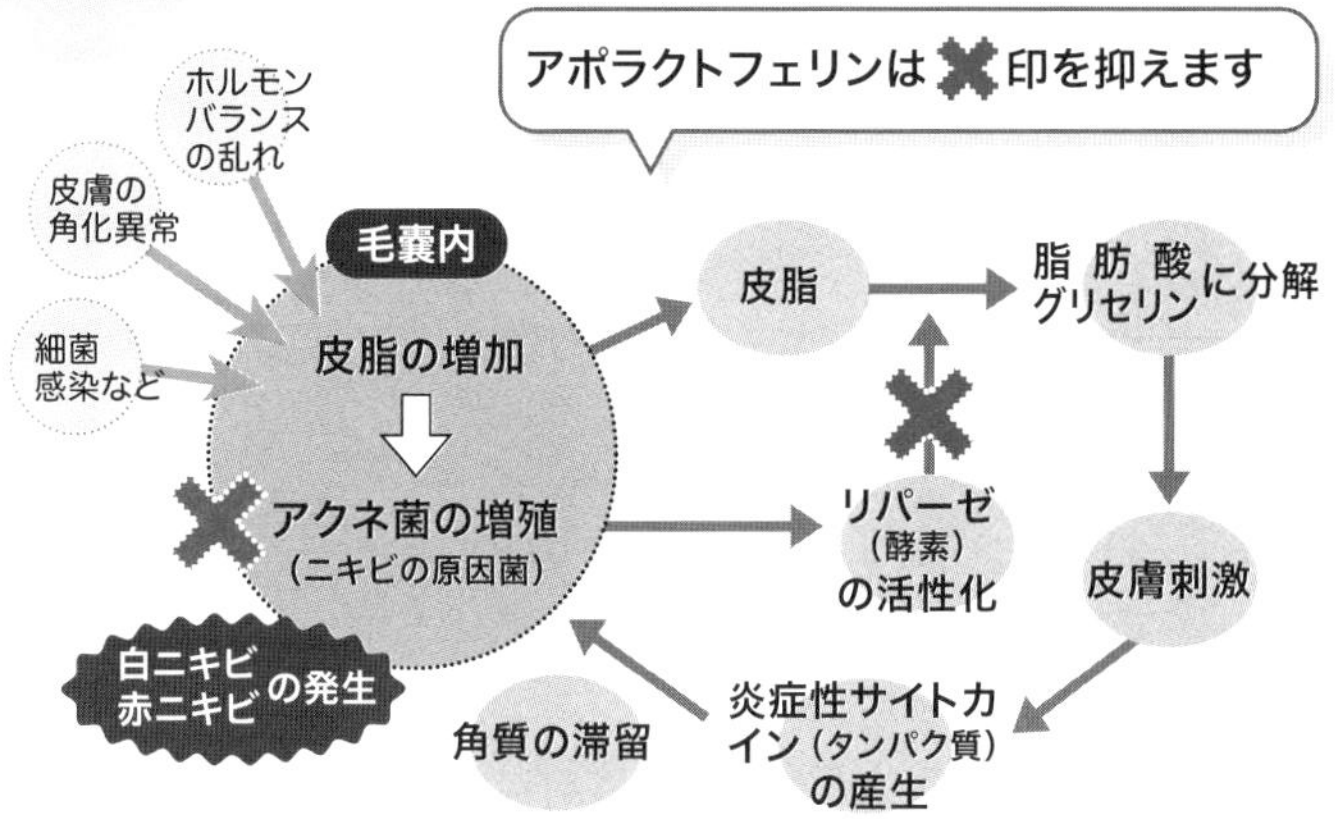

アポラクトフェリンは美肌づくりに最適です。肌にダメージを与える細菌を抑えることができるからです。

肌トラブルにはさまざまな症状がありますが、幼児から高齢者まで、年代を問わず幅広く発症するトラブルといえば、やはりニキビ（尋常性挫瘡）でしょう。とくに10〜30代の男女に多く、顔面だけでなく背部、前胸部など、脂を分泌する部位によく発症します。

ニキビは、図23に示すように、毛嚢《もうのう》内の皮脂が増加することによって起こります。

皮脂が増加する原因としては、副腎由来ホ

ルモンである血中アンドロゲンの増加による皮脂腺機能の活発化、ホルモンバランスの乱れ、皮膚の角化異常、細菌感染などがあり、さらに年齢、食事、ストレス、遺伝的因子などが複雑に関わって発症します。

毛嚢内の皮脂が増えると、ニキビの原因菌であるアクネ菌が増殖します。すると、リパーゼという酵素が活性化し、皮脂を脂肪酸とグリセリンに分解します。

こうして産生された脂肪酸のうち、自由に動き回ることのできる遊離脂肪酸が皮膚を刺激し、角化させます。その結果、皮膚に生じる炎症が、いわゆる「ニキビ」なのです。

皮膚のトラブルを起こすことなくニキビの発症を抑える

体内に原因があるニキビを根本的に治療するためには、世界80カ国以上で使われているレチノイド外用薬が第一の選択肢です。場合によっては抗菌剤の外用や内服、ス

図24 アポラクトフェリンが持つリパーゼ阻害効果

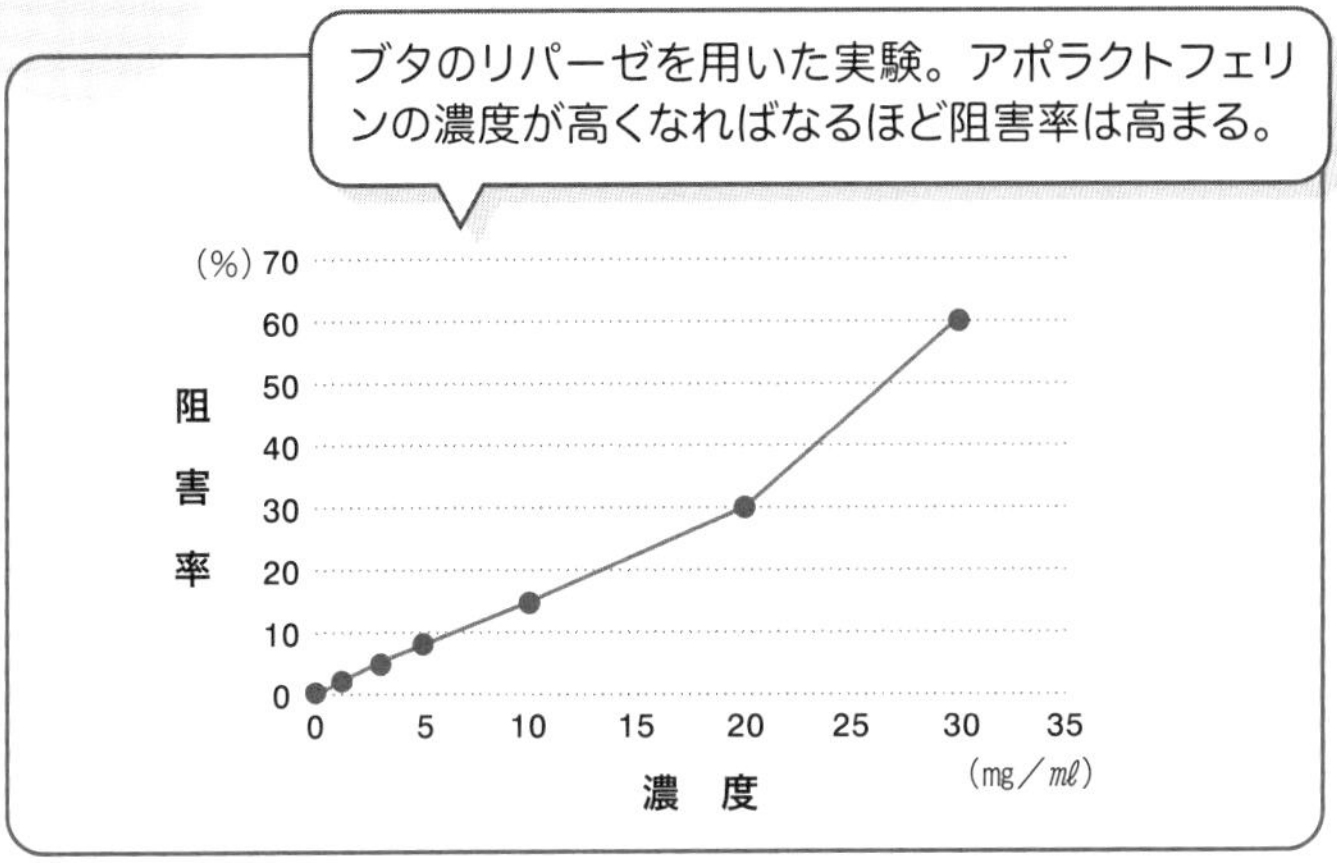

図25 アポラクトフェリンが持つアクネ菌の増殖抑制効果

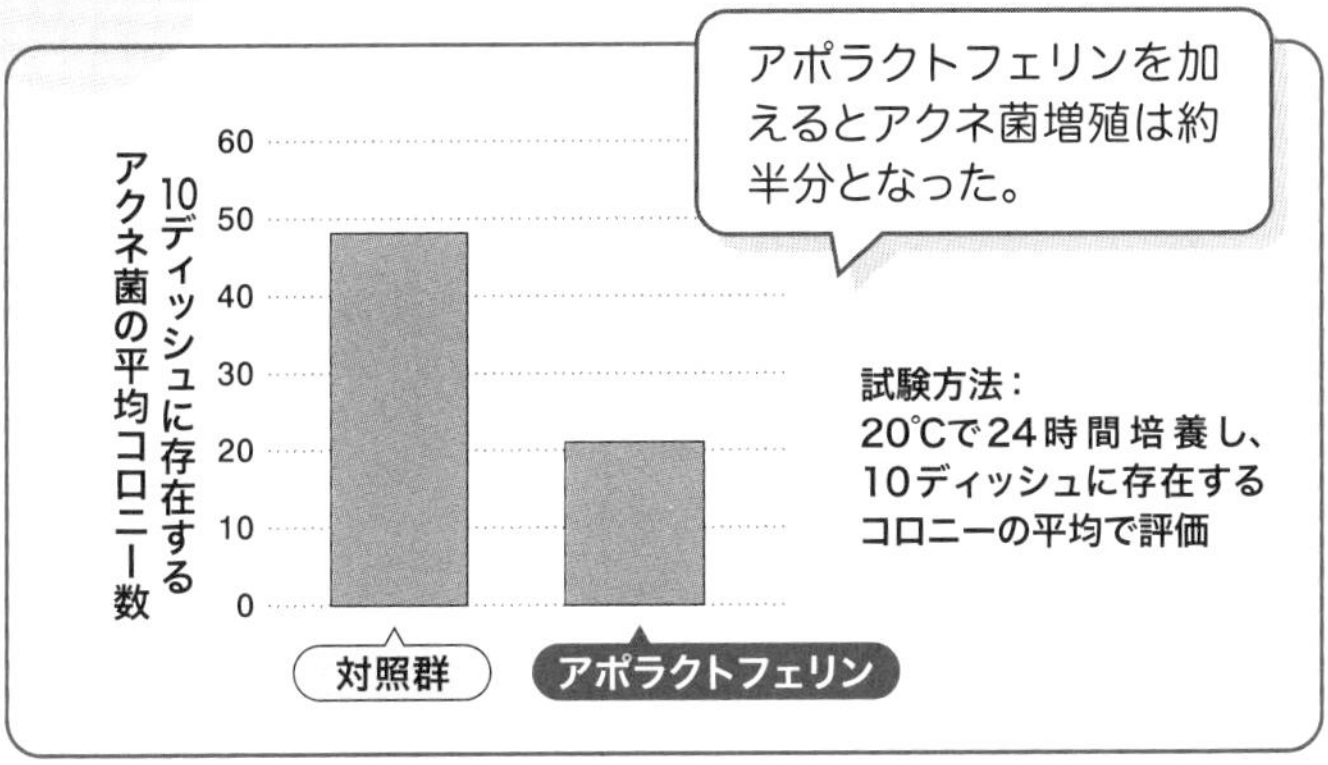

試験：久留米大学医学部附属病院中央検査部

テロイドの局所注射といった強めの治療も行われます。

さまざまな効能を持つアポラクトフェリンですが、ニキビの原因を絶つことはできません。しかし、リパーゼ（皮脂を脂肪酸とグリセリンに分解する酵素）の活性化とアクネ菌（ニキビの原因菌）の増殖を抑制し、症状を緩和することができます。

ブタのリパーゼを用いた実験でも、アポラクトフェリンにはリパーゼの活性化を妨ぐ作用があり、結果的に、皮膚で脂肪酸が産生するのを抑えることがわかりました（リパーゼ阻害効果）（前ページ図24参照）。

また、アポラクトフェリンはニキビ原因菌でもあるアクネ菌の増殖を抑える効果もあります。図25に示すとおり、アクネ菌を培養する実験では、アクネ菌だけを培養した場合と比べて、アポラクトフェリンを加えると増殖は約半分に抑えられました（アクネ菌の増殖抑制効果）。

ニキビが発症しているときにファンデーションやコールドクリームなどの化粧品を使うと、炎症が悪化することが多いため、利用を控える人が多いようです。やむを得ずお化粧する際はニキビ対策用の化粧品がありますが、イオウなど刺激の強い成分を含んでいたり、殺菌作用が強く、すべての菌を殺してしまうため、逆にトラブルを生じる人もいるようです。

その点、アポラクトフェリンを利用すれば、まったく違うアプローチで新たなニキビ対策化粧品を開発できます。リパーゼ阻害効果によって脂肪の分解を阻害し、脂肪酸の産生を抑えられるからです。この方法なら、必要以上に皮膚を刺激することなく、ニキビの発症を抑えられます。

アポラクトフェリンには肌をしっとりさせる保湿効果もあるので、化粧水などの基礎化粧品にはぴったりです。

実際に、20歳から22歳の女性64人を対象にして、アポラクトフェリン入りの化粧水のモニター試験を実施したところ、10％強の人から「皮膚のトラブルが治まった」という声が寄せられました（次ページ図26参照）。

「10％強」というと、一見、小さい数値のように思われるかもしれません。私自身、

図26 アポラクトフェリン化粧水のモニタリング調査

●使用後感想●

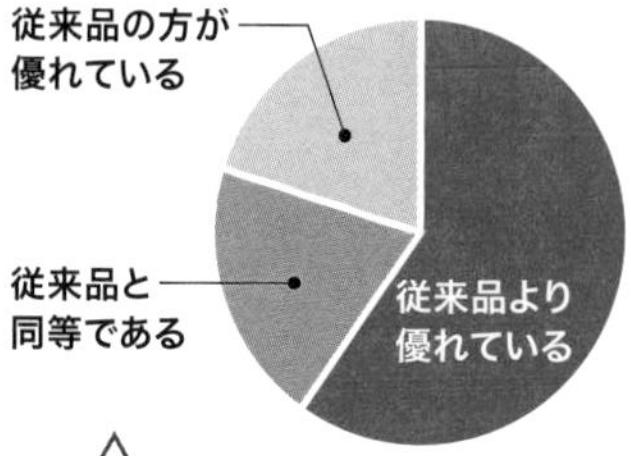

その他、気づいたこと

- にきびや吹き出物がなくなった(9名)。
- 保湿作用が長く続くような気がする。
- 冷蔵庫に保存するのが面倒だ。
- べとべと感がある。
- 牛乳からできているというのはそれだけで肌にやさしい気がする。

既に、保湿化粧水を日常的に使用している64名の20歳代の女性に、アポラクトフェリン混合化粧水(10mg/mL)を2週間使用してもらい、その使用感についてモニタリング調査を行った。

最初はそう思いました。しかし、化粧品会社の担当者によると、通常、このような試験では「なかなか見られない高い数値」とのことでした。

老人性色素斑と異なり、若い時から顔の左右対称に輪郭がはっきりしないシミができる場合があります。これは肝斑《かんぱん》と言いますが、アポラクトフェリンを1日2回、6か月間、皮膚に塗ると有意な改善が見られました。これはアポラクトフェリンが肝斑の原因である紫外線から皮膚を守るためと考えられます。

ＡＧＥｓが蓄積すると骨や皮膚の老化を促す

アポラクトフェリンには、シワやシミ、肌のくすみ、骨の老化などを防ぐ作用もあります。

これまでＡＧＥｓが私たちの体内で発生するところを、血液や内臓を中心にお話ししましたが、ＡＧＥｓは体内のどこにでも発生します。皮膚でも、骨でも、とにかくタンパク質と糖さえあれば、酵素を必要とすることもなく、自然にできてしまうのです。

このように、ＡＧＥｓがどこでも生成されるのは、「メイラード反応」と呼ばれる反応によります。

本来、身体が必要とする物質の生成には、かならず酵素が介在します。生き物はみな進化の過程で酵素をつくり、生きるために必要な物質を生み出してきました。とこ

図27 AGEsが蓄積する様子

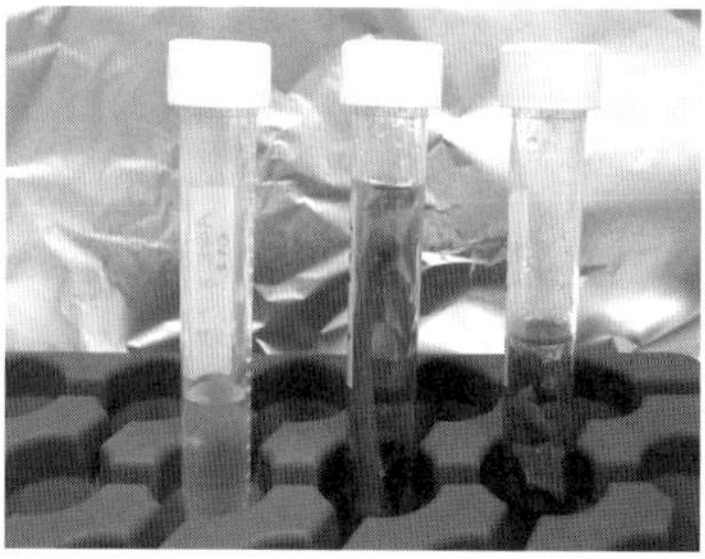

鶏の骨と皮を摂氏37度で1週間放置した様子。左側の糖の溶液には色の変化はないが、真ん中の骨と右側の皮の入った試験管はAGEsが反応し、茶色に変化した。

ろがＡＧＥｓの生成に酵素が不要だということは、そもそもＡＧＥｓが必要のない物質だということです。

では、そのＡＧＥｓが骨や皮膚に蓄積したら、それらはどうなってしまうのでしょう。

鶏の骨と皮を使ってＡＧＥｓの影響を調べた実験があります（図27参照）。いちばん左の試験管に入っているのは、糖の溶液です。真ん中の試験管では同じ溶液の中に鶏の骨、右の試験管には鶏の皮が入っています。

これらを摂氏37度で放置してみました。

１週間たっても、いちばん左の溶液の色には何の変化もありませんでした。しかし、真ん中の溶液と右側の溶液は真っ茶色に変わっていました。これがＡＧＥｓの色です。鶏の骨や皮に含まれるタンパク質が糖と反応して、ＡＧＥｓができたのです。

ＡＧＥｓが蓄積すると、私たちの身体でも同じような反応が起こります。骨や皮膚だけではありません。筋肉でも、内臓でも、眼や耳でも、タンパク質のあるところならどこででも反応は起こります。

若くて健康な身体であれば、新陳代謝によって体内の細胞はどんどん入れ替わります。次々に新しい細胞が供給され、ＡＧＥｓの作用で変質した古い細胞は消えていきます。ところが、病気にかかったり、年をとったりして代謝が衰えると、ＡＧＥｓが蓄積してしまいます。こうして老化が進むのです。

シミやシワを防ぐには内服と外用の併用が不可欠

皮膚の老化が始まると、まず皮膚が薄くなります。次ページ図28は皮膚の構造をイラストにしたものです。表皮の下には真皮、その下方には皮膚基盤と呼ばれるコラーゲンやエラスチンがあります。しかし、肌の老化が始まると、真皮だけでなく皮膚基盤も痩せて、薄くなるのです。

コラーゲンやエラスチンは、肌に弾力やみずみずしさを与える重要な美肌成分です。やわらかいお餅のような赤ちゃんの肌を調べてみると、コラーゲンの繊維がびっしりと並んでいることがわかります。ところが肌が老化すると、繊維の間に隙間ができます。そして、隙間のへこんだ部分に光が当たると、陰が生じます。これが「シワ」です。

また、皮膚が薄くなると、紫外線が通り抜けやすくなります。そして、皮膚の深い

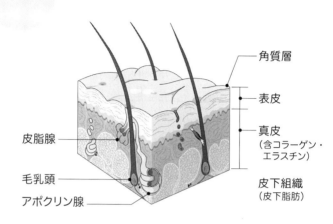

図28 皮膚の構造

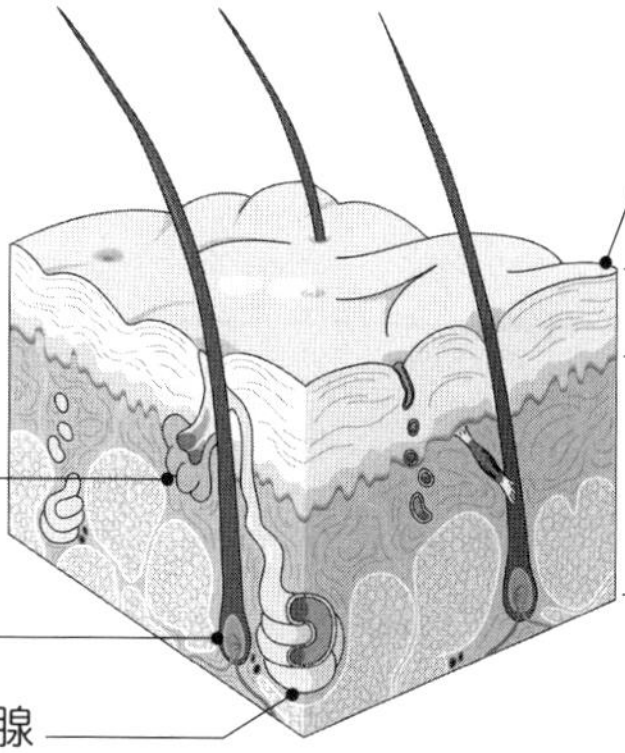

ところにあるメラノサイトという細胞が紫外線を察知すると、身体を守るためにメラニン色素をつくります。身体はメラニン色素という黒色の遮へい物で、大事な身体を紫外線から守ろうとするのです。

このメラニンこそが、「シミ」の素。本来は日焼けによる炎症や皮膚がんなどから身体を守るバリアの役割を果たし、自然に消えるのですが、代謝が悪いとシミやくすみになって肌に残ってしまうのです。

シミをつくりたくないなら、紫外線に当たらないのが一番です。一度、できてしまったシミを消すのは、簡単なことではないからです。しかし、皮膚の基盤となるコラーゲンやエラスチンの状態を整えることで、薄くすることはできます。

コラーゲンやエラスチンは、皮膚の表面に塗っても保湿性は上がるものの皮膚基盤まで届きません。必須アミノ酸を含む良質なタンパク質を摂って、内側から修復、再生していくことです。

一方、ＡＧＥｓを取り除くことによって皮膚基盤を整えるためには、アポラクトフェリンの摂取が効果的です。

サプリメントなどで口から摂取したアポラクトフェリンは、身体全体に行き渡り、身体全体で働きます。血管の炎症を鎮め、全身の代謝を促進する作用があるので、老廃物を排出し、身体を若返らせる効果が期待できます。

しかし、経口摂取だけでは特定の部分だけに届けるのは不可能です。皮膚基盤の組織まで届くことはないでしょう。

したがって、肌トラブルを解消するためにアポラクトフェリンを使うときは、内服だけではなく、外用も併用してください。

アポラクトフェリンの溶液を外用剤として肌に塗ったり、アポラクトフェリン入りの化粧水を使えば、殺菌効果やリパーゼ阻害効果によって、ニキビなどの炎症を抑えられます。保湿作用もあります。

また、チロシナーゼ阻害効果により、シミなどを薄くすることもできます。「チロシナーゼ」は皮膚下でメラニン形成などに関わる酵素ですから、その働きを阻害すればシミやくすみができにくくなるのです。

そしてもちろん、ＡＧＥｓの生成を妨げることにより、皮膚基盤を整え、肌を若々しい状態に保つこともできます。

骨粗鬆症、腰痛、膝痛にも効果がある

ＡＧＥｓが骨に及ぼす悪影響についても、少しお話ししておきましょう。

糖とタンパク質のあるところ、すなわち骨にもＡＧＥｓが生じることは前述したとおりです。では、ＡＧＥｓがたまった骨はどうなるのでしょう。

お葬式に参列したとき、焼き場まで同行して、故人のお骨を拾った経験はありますか？　亡くなった方が若い場合、お骨は白くてきれいです。しかし、お年を召した方だと灰茶色に変色していることがあります。

「生前、服用していた薬のせいだ」などと言われることもありますが、そうではありません。骨にＡＧＥｓが蓄積して、生前から変質していた可能性が高いのです。

骨が形成されるピークは18歳です。以降、ゆっくりと減っていき、70歳の時点で5％ほど減っていると言われます。そして70歳を過ぎると、急激な減少を始めます。

骨が新陳代謝をするためには、破骨細胞が古い骨を食べて、その後、骨芽細胞が新しい骨をつくるという過程が必要です。ところが、年をとると破骨細胞の元気がなくなってしまいます（図29参照）。破骨細胞の働きがなければ、いくらカルシウムを補給しても骨芽細胞は働けず、ＡＧＥｓによって変色した古い骨はなくなりません。子

図29 骨が新陳代謝をするしくみ

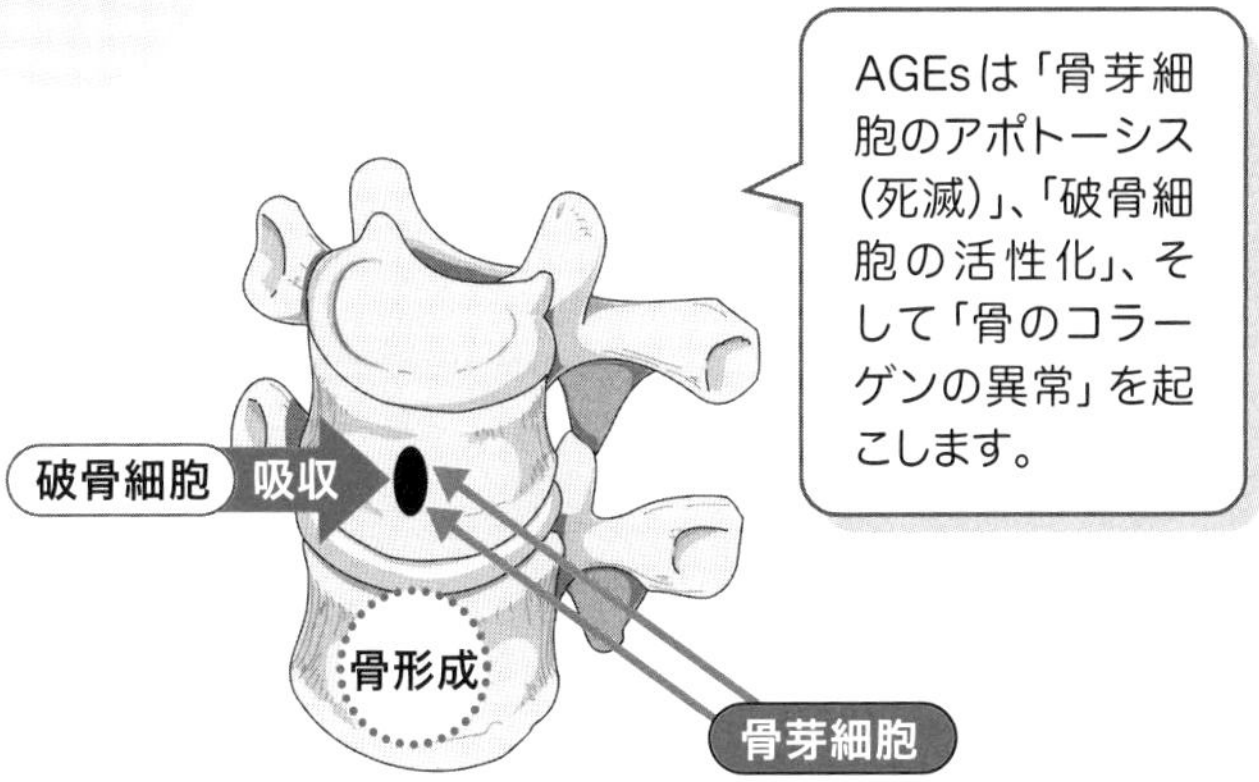
AGEsは「骨芽細胞のアポトーシス(死滅)」、「破骨細胞の活性化」、そして「骨のコラーゲンの異常」を起こします。
破骨細胞
吸収
骨形成
骨芽細胞

どもは腕や足を骨折してもすぐ新しい骨が再生するのに、年をとってから骨折すると、なかなか治らないのもそのためです。ラクトフェリンは破骨細胞の働きを抑え、骨芽細胞の増殖を促すことが報告されています。AGEsに関しては、アポラクトフェリンを摂取すれば、AGEsの生成を妨げるため、ある程度、骨の老化を防ぐことができます。

講演会などでこの話をすると、「骨粗鬆症も防げるのでしょうか?」とか「四十肩や五十肩も改善できますか?」といった質問を受けることがあります。「最近、足が上がらず、ちょっとした段差でもつまずいて転んでしまう」といった相談もありました。

残念ながら、現時点では、アポラクトフェリンの摂取によって、ラットを使った動物実験では骨粗鬆症で骨密度は高まりますが、ヒトでは骨粗鬆症を防げるという確証はありません。骨粗鬆症の予防としては、ビタミンDとカルシウムを十分に摂取して、日光をよく浴びること。それでも発症してしまったら、カルシトニンやエストロゲンなどの薬を服用するというのが治療の基本です。

四十肩、五十肩の治療は、むしろ筋肉量の問題です。足が上がらず、転倒しやすいというのも、おそらく筋肉量の問題でしょう。

骨と同様、筋肉の量も加齢とともに減少します。筋肉の老化（サルコペニア）です。ところが、本人には筋肉が老化したという自覚がないため、若い頃と同じように動こうとしてしまう。その結果として、肩の筋肉を無理に動かして痛めてしまうのが四十肩、五十肩です。経験的に「もう若い頃とは違う」ことがわかれば、無理をしなくなりますから、自然に治ります。むしろアポラクトフェリンが効果的なのは、膝関節がスムーズに動かない、足腰の動きがぎくしゃくするなどといったケースです。

骨にAGEsがたまると、関節の軟骨にもAGEsがたまります。すると、軟骨の滑面が変質して凹凸が生じ、すべりが悪くなります。骨と骨とがスムーズに動かないだけでなく、痛みを伴うこともあります。

骨の老化に対するアポラクトフェリンの作用については、いまだ研究途上です。しかし、少なくとも関節の軟骨部分にAGEsが蓄積するのを防ぐ効果はわかっています。

ダイエットについては速効性がある

アポラクトフェリンにはいくつものすぐれた効能がありますが、それらの多くはゆるやかに表れます。摂取したからといってすぐに糖尿病が治ったり、血圧が下がった

図30 アポラクトフェリンで明確な体重減少が起きる

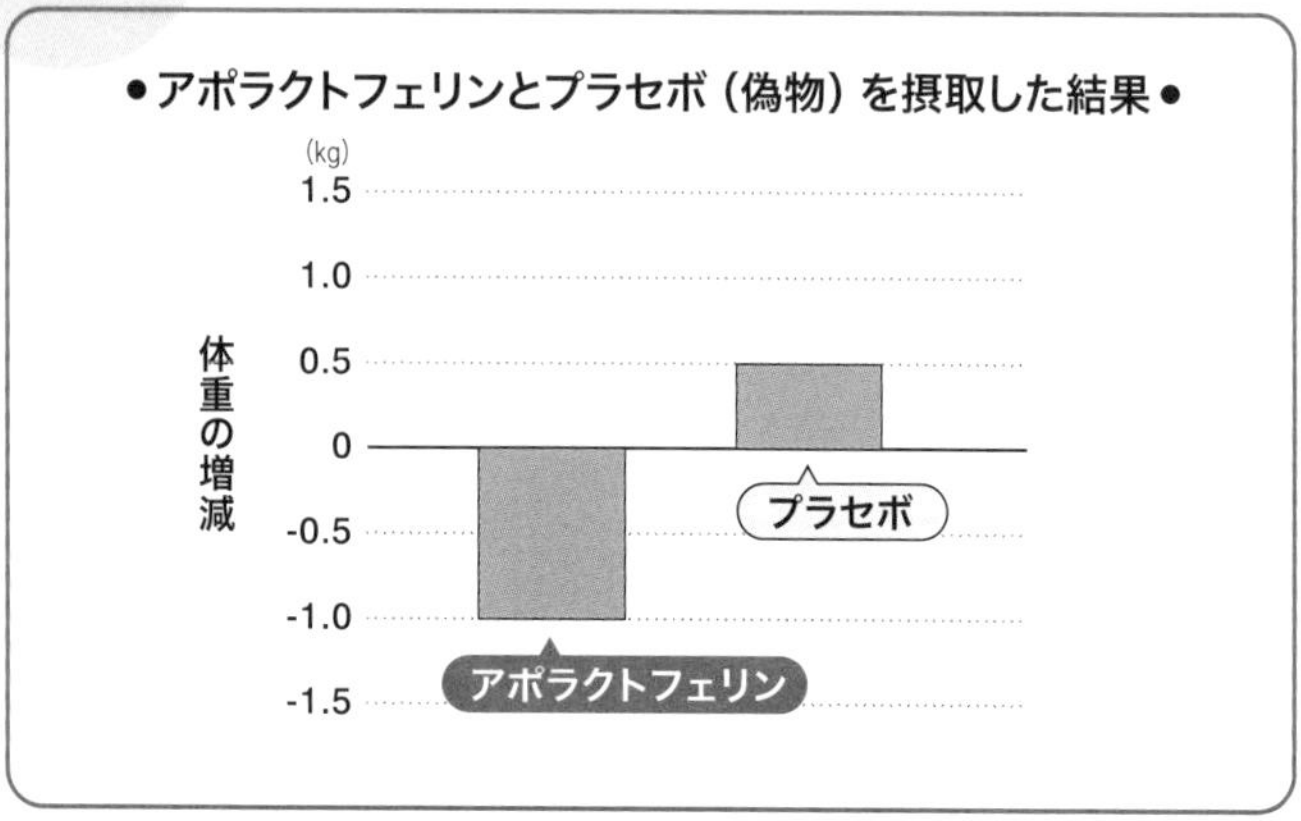

りするわけではありません。期待する効果を得るには、ある程度の期間、飲み続ける必要があります。

しかし、比較的、早く成果が出るものもあります。たとえば、ダイエットです。一定量のアポラクトフェリンを3か月も服用すれば、かならず変化が表れます。

私たちは、肥満に対する効果も調べてみました。

26人を二つのグループに分け、一方にはアポラクトフェリンを、もう一方にはよく似た偽品（プラセボ）を300ミリグラムずつ、3か月間にわたって摂取してもらいました。他に栄養制限や運動など特別なことはいっさい行っていません。ふだんどおりの生活です。

その結果を見ると（図30参照）、アポラクトフェリンを摂取していたグループのほうが、統計的に有意な体重減少が認められました。

体重が減少した人の数も、偽物食品群が12人中２人だったのに対し、アポラクトフェリン群では14人中７人でした。５か月続けた人のなかには、３キロ以上減った人もいました。

この他、遺伝的に肥満しやすいネズミを使った実験でも、通常のラクトフェリンを与えた群より、アポラクトフェリンを与えた群のほうが、体重増加を抑えられました。

こうしたダイエット効果の一部は、アポラクトフェリンが食物中の糖や脂肪の分解を抑えることで、身体に余分な栄養を入れないためであることがわかっています。

食物に含まれる脂肪は、通常、腸の中でグリセリンと脂肪酸に分解された後、体内に吸収されます。脂肪の分解に必要な酵素がリパーゼです（１０６ページ参照）。し

図31 **アポラクトフェリンは脂肪の吸収を抑制し、ダイエット効果をもたらす**

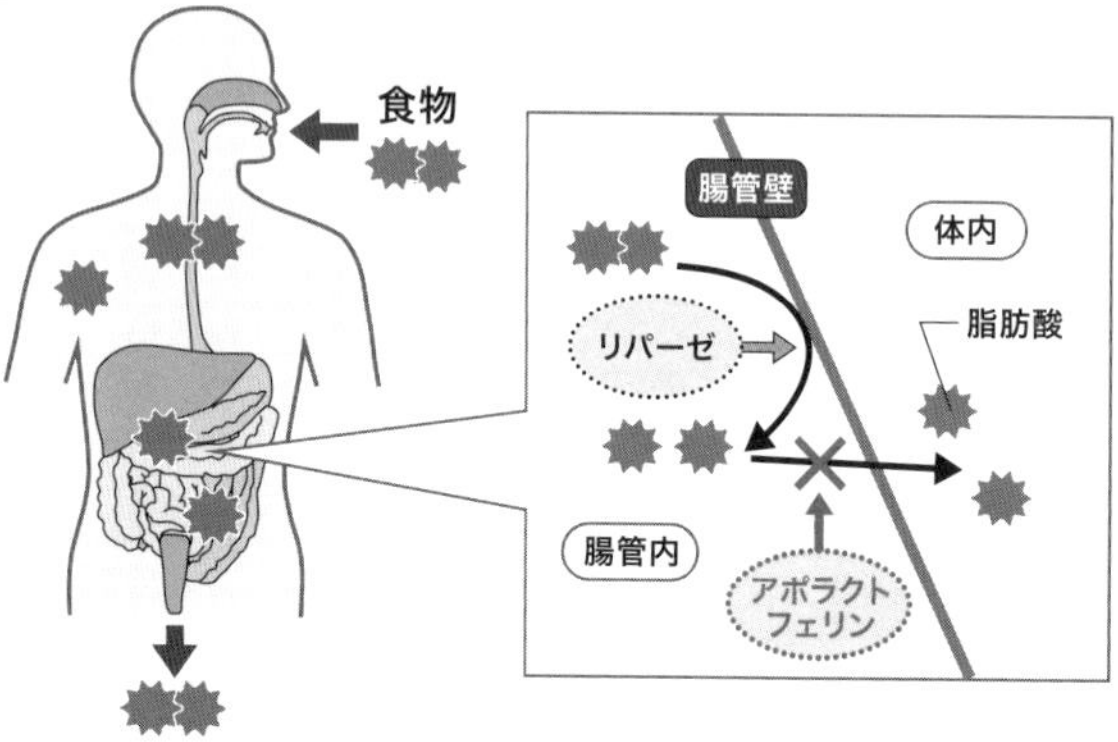

かし、アポラクトフェリンにはリパーゼの働きを抑制する作用があるため、食事と一緒に摂取すると、脂肪が分解されることなく腸を通過し、そのまま排泄されるのです(図31参照)。

また、私たちの実験に参加した人たちからは、「便秘が解消した」「便通がよくなった」という声も多く寄せられました。

2章でも述べたようにアポラクトフェリンには、腸内で大腸菌などの悪玉菌を殺す一方、乳酸菌など有用な細菌を活性化させる作用があります。便秘が解消するのは、その結果として腸の働きがよくなるためです。

血管の弾力性を維持し冷え性や不眠症を改善する

多くの女性に共通する悩みの一つに、冷え性があります。周囲の気温が低いわけでもないのに手先や足先が冷える、夏なのに身体が冷たい、身体が冷えるとなかなか温まらないといった症状です。

原因としては自律神経の乱れ、血行障害、皮膚感覚の麻痺などが考えられますが、とくに女性に多いのは、男性と比べて熱を生み出す筋肉量が少ないこと、貧血や低血圧気味の人が多いこと、女性ホルモンの分泌が乱れて血流が滞りやすいことなどが原因とされます。

しかし、アポラクトフェリンを摂取すれば血行がよくなるため、冷え性も改善します。

私たちは、ちょっとおもしろい実験を行いました。アポラクトフェリンを飲んでいる女性と、飲んでいない女性のグループを対象として、布団に入った後の布団内の温度の上がり方を調べてみたのです。その結果、アポラクトフェリンを飲んでいるグループのほうが、温度が早く上がることが明らかになりました。

布団の中の温度が早く上がるということは、快眠の条件が早く整うということです。私たちがいちばん心地よく眠れるのは、布団の中の温度が摂氏32度、湿度40～60％のときだと言われます。アポラクトフェリンを摂取すると、温度を32度まで早く上げることができるのです。

近年、日本人の睡眠不足やそれに伴う経済損失が3・5兆円にものぼることが日本大学の内山教授らの試算で明らかになりました。全米睡眠財団の奨める時間は7～9時間です。日本人は寝ることをそろそろ見直す時期かもしれません。

長期間、アポラクトフェリンを摂取していると、体温の調節がスムーズになります。血管の弾力が増し、血管が開きやすくなるからです。

私たちの身体は、寒さを感じると、筋肉がふるえて熱を生み出すとともに、血管が収縮して血流を抑え、体内の熱を逃さないようにします。しかし、ある程度、体温が上がると、今度は血管が拡がって血液をたくさん流し、体内の熱を外に逃がそうとします。汗腺が開いて、汗をかくこともあります。体温調節には、血管の収縮や弛緩が大きな役割を果たしているのです。

ＡＧＥｓが溜まった血管は弾力を失い、硬くなっていますから、自在に収縮したり、拡張することができません。寒い冬の夜、冷えた布団に入れば、身体は冷える一方で、なかなか寝つくことができません。

ところが、日頃からアポラクトフェリンを摂取し、血管の弾力を維持していれば、冷え性ばかりでなく不眠症も改善できるのです。実際に、アポラクトフェリンを常用している女性からは、「寝つきがよくなった」「眠りが深くなった」という報告が数多く寄せられています。

殺菌作用が頻尿の悩み、味覚障害を改善する

研究を進めるにつれ強く感じるのですが、アポラクトフェリンには驚くほど多彩な効能があります。多くの方々が人知れず悩んでいる、さまざまな症状を改善できる可能性を秘めているのです。

私は講演会などでアポラクトフェリンについてお話しする機会が多いのですが、後半、質疑応答の時間になると、いろいろな質問や相談を寄せられます。残念ながら、解決できない課題もあります。しかし、解決できそうな課題も多いのです。

その一つが、高齢の女性にとくに多い頻尿や尿漏れの悩みです。

お話を聞いてみると、「何度もトイレに行くのがいやだから、できるだけ水分は摂らないようにしている」という方がいます。「夜中に目が覚めると困るので、就寝前は水を飲まない」という方もいらっしゃいます。

しかし、それは逆効果です。水分補給を控え、トイレに行く回数を減らそうとすることで、かえって排尿のトラブルは悪化する可能性があるからです。

女性の場合、頻尿や尿漏れの大きな原因の一つとなっているのは、骨盤底筋のゆるみです。とくに妊娠、出産を経験した女性は、骨盤底筋が大きなダメージを受け、自在に収縮できなくなっています。骨盤底筋がゆるむと、尿道をしっかり締めることができないため、頻尿や尿漏れを起こすのです。

別の原因として考えられるのは、雑菌の繁殖です。排尿の回数が減ると、尿道や膀胱に雑菌がたまり、炎症を起こしやすくなります。そうした炎症が頻尿や尿漏れの原因となっていることも多いのです。

その点、アポラクトフェリンには強い殺菌作用がありますから、日頃から摂取していれば、膀胱炎や尿道炎の発症を防ぐことができます。

味覚障害についてのご相談も増えています。「何を食べても味がわからない」という重症のケースだけでなく、「味の濃い、薄いがわからない」「甘味が感じられない」「すべて苦く感じる」など、さまざまな症状があります。

こうした味覚障害を引き起こす原因としては、薬の副作用や中枢神経の障害、血液中の亜鉛不足、ストレスなど、いろいろと指摘されています。しかし、意外なことに嗅覚障害、たとえば蓄膿症も要因の一つとなるのです。

私たちが何かを口にしたとき、おいしいと感じるか、まずいと感じるかは、舌の感覚、つまり味覚によって決まると考えがちですが、しかし実際には、嗅覚も深く関与しています。「おいしいか、まずいか」は、舌が感じる味だけでなく、臭いにも左右されるということです。

蓄膿症などで臭覚に異常があると、本来の「味」を感じることができません。たとえば、風邪などで鼻が詰まっていると、おいしいものを食べても「おいしい」と感じられないことがあるのです。

アポラクトフェリンには強力な殺菌効果があります。したがって、日頃から摂取していれば、蓄膿症による炎症も鎮めることができるはずです。

アポラクトフェリンの効能に関する研究は、始まったばかりです。いまだ解明されていない、すばらしい作用が、どれほどあるかわかりません。

終章

安心して「アポラクトフェリン」を摂るために

アポラクトフェリンはどこでつくられる?

私たちが、高品質なアポラクトフェリンを大量生産する技術の開発に成功し、特許を取得したのは、２００４年のことでした。

私たちはその技術を当初、酪農王国・ニュージーランドへ持って行き、アポラクトフェリンの製造を始めました。これは酪農が盛んなニュージーランドで作り、経費を削ることによって、少しでも皆さんが利用しやすい価格としたいと思ったからです。

しかし、近年、世界的なラクトフェリンブームがやってきました。一方で、乳牛の数は急に増えませんので、供給できる牛乳の量は限られます。その結果、世界的なラクトフェリン不足が生じ、価格が暴騰しました。

また、大変に穏やかで、真面目な国民性を有するニュージーランドですが、私たちがそこを訪れる機会には限りがありました。その結果、ニュージーランドでの製造の利点が少なくなって来ました。

そこで、２０１８年からアポラクトフェリンの製造を日本国内で行うようにしました。さすがに、日本の技術者は優秀で、これまでも高品質でしたが、それを極限まで高めてくれました。

私たちが驚いたのはニュージーランドでは、使った牛乳の量に対して出来上がったアポラクトフェリンは約85％でした（これを歩留まりと言います）。しかし、国内の製造に切り替えると、これが99％まで増加しました。本当にびっくりしました。繰り返しになりますが、日本の製造業は本当に素晴らしいと思いました。

現在、通常のアポラクトフェリンの製造だけでなく、鉄の代わりにセレンなどの金属イオンを結合させる新しいアポラクトフェリンの製造方法の開発なども行っています。これからアポラクトフェリンがより広範に皆さんのお役に立てるようになろうかと思います。

アポラクトフェリンはどこで購入できる?

現在、アポラクトフェリンは世界中に輸出され、サプリメント、化粧品、飲料、食品などに加工されています。日本でも、２００８年からサプリメント、２０１１年からは基礎化粧品の販売が始まりました。いずれも通信販売などで購入できます。

点眼液やコンタクトレンズの洗浄液、外用液、洗顔用品などの試作品もすでに完成しています。今後は、そうした商品化も進んでいくでしょう。

アポラクトフェリンが多彩な効能をもちながら、商品化がなかなか進まない背景には、二つの問題があります。

一つは、どのような形態で市場に出すかが定まっていないからです。医薬品とするのか、医薬部外品にするのか、あるいは一般の食品成分（添加剤）として市場に出すのか、関係者の間でも議論が分かれているのです。

医薬品として販売する場合、厚生労働省の認可を受けるのに、少なくとも10年はかかります。したがって、長い目で見る必要があります。一方、医薬部外品や食品成分として販売することが決まれば、すぐにでも前記の試作品を市場に出すことができます。

ちなみに、アポ化していない通常のラクトフェリンの場合、鉄を多く含んでいるため、食品に添加すると苦味が出やすいという難点がありました。アポラクトフェリンは鉄を取り除いているので、よほど多量に添加しない限り、苦味はありません。

また、通常のラクトフェリンは塩分を多く含んでいます。牛乳からラクトフェリンを抽出する際、高濃度の塩が必要になるからです。少し専門的な話になりますが、塩分が多いと、発泡剤を使うような食品に添加するのは困難です。さらに、食品自体の塩分濃度も高めてしまいます。

これに対して、アポラクトフェリンは、鉄を取り除く過程で塩も一緒に除去されるため、塩をほとんど含みません。そうした面で食品に使いやすいのもアポラクトフェリンの特徴の一つです。

アポラクトフェリンは２０１８年から日本国内で製造が始まりました。これにより品質だけでなくコストパフォーマンスも大きく改善されています。近いうちに、アポラクトフェリン入りの化粧品や健康飲料を、身近なスーパーマーケットやドラッグストアで購入するのも可能になるのではないでしょうか。

２０２３年7月現在、アポラクトフェリンを購入したいときは以下の2社までご連絡ください。

株式会社アップルウェル

〒８１０‐００１２ 福岡市中央区白金１‐８‐３‐１０２

TEL ０９２‐５３１‐６８２３　fax ０９２‐４０６‐８０２３

株式会社NIKKEN
〒810-0001 福岡市中央区天神1-13-17-3F
TEL 092-714-1721

アポラクトフェリンはいつ、どれくらい飲む？

現在のところ、アポラクトフェリンを経口摂取する場合の補給源は、サプリメントに限られます。

私たちが行った実験結果から考えて、効果的な摂取量の目安は、1日に100〜400ミリグラムです。たくさん摂取するほど効果は速く出るのですが、アポラクトフェリンは原価の高い物質なので、費用がかかり過ぎてしまいます。

サプリメントには、100ミリグラム含まれているものがあります。この場合は1日に2、3錠飲めば十分です。ただし、1日に300ミリグラム分の錠剤を摂取すると、1か月で9000円もかかってしまいます。そのため、1錠約33ミリグラムの錠剤も開発されています。この場合は、3錠飲んでも100ミリグラムですから、価格は1か月に3000円程度ですみます。

ただし、1錠33ミリグラムの錠剤を6錠も9錠も服用するときは注意してください。アポラクトフェリン自体は9錠飲んでも目安量の範囲内の300ミリグラムですから、副作用などの心配はいっさいありません。しかし、他の成分が危険値を超えてしまう恐れがあります。

一度に多量に摂ると、おなかがゆるくなる場合もあるので、要注意です。とくに、牛乳を飲むとおなかがごろごろするような人は、目安量程度でも下痢をすることがあります。

また、2章の副作用の項でもご説明しましたが、牛乳を飲むとジンマシンがでるような人は、アポラクトフェリンの利用も避けたほうが無難でしょう。アポラクトフェリン自体は安全ですが、製造過程でごく微量の牛乳成分が混入する恐れがあるためです。また先にも述べましたが、アポラクトフェリンはタンパク質です。腎臓の病気で食事のタンパク質制限を指示されている方は事前に医師に十分相談してください。

最後に、アポラクトフェリンを摂取する場合、一緒に摂ると効果的な食品についてお話ししておきましょう。

アポラクトフェリンには、免疫機能の増強や殺菌、有用な腸内細菌の増殖など、さまざまな効果があります。しかし、いったんAGEsと結合してしまうと、もうそれ以上は他の効果を発揮できなくなります。

たとえば、ウイルスが消化管に侵入すると、通常はアポラクトフェリンがくっついて、その感染を阻止します。ところが、AGEsを吸着したアポラクトフェリンは、すでに二つのポケットがいっぱいなので、ウイルスを取り込むことができません。

アポラクトフェリンを摂取しても、その多くがAGEsの捕獲に追われて、他の効果を発揮しづらい状況が考えられるということです。

そのような事態を避けるためには、アポラクトフェリンと同じ牛乳由来の成分で、アポラクトフェリンよりさらにＡＧＥｓを吸着しやすい「ホエイタンパク（乳清）分解物」などが存在する食品を同時に摂取することをお勧めします。アポラクトフェリンがフリーの状態で動き回れるようになるため、鬼に金棒です。

■井上　浩義（いのうえ　ひろよし）

1961年生まれ。慶應義塾大学医学部・化学教室・教授。理学博士、医学博士。九州大学大学院理学研究科博士課程修了後、山口大学医学部助手、久留米大学医学部教授などを経て現職。日本抗加齢医学会理事、大学等放射線施設協議会理事など。専門は薬理学、生理学、高分子化学、放射線科学。低分子医薬品からPM2.5などの環境物質まで、広範な研究分野を追究する。ナッツや油脂などの権威としても知られる。研究論文、書籍、解説記事多数。これまでに1,000回以上の講演をこなし、丁寧な解説に定評がある。

主な著書に『しなやか血管とサラサラ血液はえごま油でつくる！』『ここまでわかったPM2.5　本当の恐怖』（以上、いずれもアーク出版）、『ハーバード大の研究でわかったピーナッツで長生き！』（文藝春秋）、『知識ゼロからの健康オイル』（幻冬舎）、『「老けない」「太らない」アーモンドミルクできれいに生きる』（主婦と生活社）などがある。

100歳まで健康で美しく！
奇跡のタンパク質アポラクトフェリン

2023年8月10日　初版発行

■著　者　井上　浩義
■発行者　川口　渉
■発行所　株式会社アーク出版
〒102-0072　東京都千代田区飯田橋2-3-1
東京フジビル3F
TEL.03-5357-1511　FAX.03-5212-3900
ホームページ　http://www.ark-pub.com
■印刷・製本所　新灯印刷株式会社

ISBN978-4-86059-239-4